珍本中医古籍精校丛书

黄帝内经灵枢

【明无名氏本】

柳长华◎主编
顾 漫◎点校

北京科学技术出版社

图书在版编目（CIP）数据

黄帝内经灵枢/柳长华主编．—北京：北京科学技术出版社，2016.9
（珍本中医古籍精校丛书）
ISBN 978－7－5304－6524－0

Ⅰ.①黄…　Ⅱ.①柳…　Ⅲ.①《灵枢经》　Ⅳ.①R221.2

中国版本图书馆 CIP 数据核字（2014）第 288292 号

黄帝内经灵枢

主　　编： 柳长华
点　　校： 顾　漫
策划编辑： 章　健　侍　伟
责任编辑： 于　雷　喻　峰
责任印制： 李　茗
出 版 人： 曾庆宇
出版发行： 北京科学技术出版社
社　　址： 北京西直门南大街 16 号
邮政编码： 100035
电话传真： 0086－10－66135495（总编室）
0086－10－66113227（发行部）　0086－10－66161952(发行部传真)
电子信箱： bjkj@bjkjpress.com
网　　址： www.bkydw.cn
经　　销： 新华书店
印　　刷： 保定市中画美凯印刷有限公司
开　　本： 710mm×1000mm　1/16
字　　数： 172 千
印　　张： 13.75
版　　次： 2016 年 9 月第 1 版
印　　次： 2016 年 9 月第 1 次印刷
书　　号： ISBN 978－7－5304－6524－0/R·1853

定　　价：39.00 元

序

中国从有文献可考的夏、商、周三代开始，就形成了国家并进入了一个文明的时代。今天可以见到的记录商周历史的文字和文献已十分丰富。中国人认为自己是炎帝、黄帝的后代，若以此推算，中国的文明史可以上溯至公元前5000年左右。中华民族崇拜自然，形成了“天人合一”的信仰，中医学就是在这种信仰的基础上产生的一种传统医学。中医的起源可以追溯到神农、黄帝时期，根据考古和文献的记载，炎帝神农氏发明了用药物治病，黄帝轩辕氏创造了生命与疾病的知识，伏羲氏发明了用“砭石”和“针灸”治病，可以看出，炎帝、黄帝和伏羲不仅是中华民族的始祖，也是中医学的缔造者。

大约在公元前1700年，商代的大臣伊尹创造了用“汤液”（方剂）治病，就是把多种药物组合在一起治疗疾病，这种方法一直延续到现在。中华民族早在3700多年前就创造了把各种药物组合为“方”治疗疾病的方法，令人惊叹。商代的彭祖创造了养生的方法防治疾病，中国人重视养生的传统至今深入民心。根据西汉司马迁《史记》的记载，战国时期（约公元前400年）的扁鹊秦越人善于诊脉和针灸，仓公淳于意善于辨证施治。这些世代传承积累的医药知识，到了西汉时期（约公元前150年）已蔚为大观，成为专门之学。

汉成帝时，诏命刘向等一批学者整理全国的图书，整理后的图书分为六大类，即六艺、诸子、诗赋、兵书、术数、方技，方技即医学，是中国六大学问之一。刘向等校书，前后历时27年，是对中国历史文献最为壮观的结集、整理、研究，真正起到了上对古人、下对子孙万代的承前启后的作用。后之学者，欲考中国学术的源流，可以此为纲鉴。刘向校书的原则和方法，即由专官典守，相校以除重复，并以人类书，章学诚先生总括为“辨彰学术，考镜源流”。医学之书，由侍医李柱国负责，整理后分为“医经”七家、“经方”十一家、“房中”八家、“神仙”十家。“医经”是医学理论的书，“经方”是成方治病的书，“房中”是用歌舞陶冶性情的书，“神仙”是导引、服食以延年益寿的书。

这些被记载下来的各种知识，绵绵不绝，一脉相承，传之后世，被尊为经典。医经中的《黄帝内经》《扁鹊内经》记述了生命、疾病、诊疗、药物、针灸、养生的原理，奠定了中医学理论的体系。今之《黄帝内经》《八十一难经》是其存者。经方十一家记载了西汉时经典的成方，即以方治病和用药的知识，其中有《汤液经法》一书，相传是伊尹所作，后世之《千金要方》《外台秘要》等即经方之传者。东汉时期，人们把用药的知识编纂成书，称《神农本草经》，其中记载了365种药物的产地、采收、加工、药性和主治等，是中药学的起源，继之有《名医别录》《新修本草》等。东汉张仲景融合医经、经方，编撰了《伤寒杂病论》，成为中医临床学的奠基人，至今仍是指导中医临床的重要文献，后世大量的临证类文献即其一脉相承者。西汉成书的《黄帝内经》，其中包括《素问》和《针经》，到了西晋时期，皇甫谧将《素问》《针经》《明堂孔穴针灸治要》即《内经》和《外经》的内容进行了整合，编纂了《针灸甲乙经》，成为学习针灸的经典和教科书。西晋王叔和整合医经、经方和脉学的内容，编纂了《脉经》一书，成为临证脉学的奠基之作。

中医学在数千年的发展历程中，创造积累了丰富的医学理论与实践经验，仅就文献而言，保存下来的中医古籍就有一万余种，可谓浩如烟海、汗牛充栋。自孔子删定六经始，我国的经学即围绕对六经的整理研究而进步。自刘向等校定方技，中医学即以对这些经典的整理研究为核心而传承发展。南宋文学家岳珂说：读汉人一书，胜读魏晋书十种；读魏晋十种，胜读唐人书百种。这不仅道出了中国学问的家法，也提示我们去理解中国学问的内在精神，即“究天人之际，通古今之变，成一家之言”的学问之道。中医古籍文献的整理、结集、研究、发展，到了唐代才算尘埃落定，正如《易经》所说：观其所聚，而天地之情事见矣。

唐代以前的这些典籍，是中医学传承发展的源头，此次整理出版，是积数十年搜罗耙剔之所得，择存世之最善本，其中不乏新材料的发现，如古钞本《素问》（早于顾从德仿宋本）、毛晋据宋本钞《针灸甲乙经》（早于明五车楼本），都是稀见的善本。图书流传既久，异文多见，此次整理，既择善本，总以纠正错讹为主，校记不烦多出。各本整理前言，乃累年校读古籍之心得，如刘向校书分内、外之义，《难经》乃《扁鹊内经》之存者，仲景《伤寒论》乃医经、经方融合之作，《甲乙》乃《内经》《外经》融合之作，读者可以留意展读，就有道而正之焉。

柳长华

乙未夏于扁仓书院

内 容 提 要

中医经典《黄帝内经》的形成经历了一个长期的历史过程，是对中国古代生命与疾病知识的一次系统总结。其学术体系的构建，渗透着当时科技（包括术数）、文化的深刻影响，体现了中华民族独特的思想方式和生命体验。

《黄帝内经》之成编约可断代于两汉之际，应是侍医李柱国在刘向父子统筹下所进行的校理方技工作之成果。今传本《黄帝内经》分为《素问》《灵枢》两部，其原本各九卷八十一篇，合为《汉书·艺文志》所著录《黄帝内经》十八卷之数。《素问》内容偏重论述医理、病源，《灵枢》内容则以经脉、针法为核心。

据汉唐著录，《素问》《灵枢》两书一直是分别流传，未有衰歇。西晋皇甫谧曾取《素问》《九卷》（《灵枢》）与《黄帝明堂经》三书选要类编，而成《针灸甲乙经》十二卷；唐代杨上善对三书予以全面注解，复加类编，而合《素问》《灵枢》为《黄帝内经太素》三十卷，衍《明堂经》为《黄帝内经明堂》十三卷。其中《灵枢》一书，曾有《针经》《九灵》等不同传本，唐以后几近亡佚，幸而北宋哲宗年间高丽献来《针经》，重予颁行，至南宋绍兴年间经史崧刊行后始有定本。

然《灵枢》之校勘，远不及《素问》之善，乃至篇卷划分皆大有问题。而欲读《灵枢》，若无较为精审可靠之版本作依据，则不可通也。今取最为接近宋代史崧刊本原貌之明代无名氏仿宋刊本《新刊黄帝内经灵枢》（日本内经医学会影印内藤湖南旧藏本）为底本，参阅众本，广纳群言，择善而从，为有兴趣的读者提供一个文字较为准确、且便于阅读的《灵枢》读本。

点校说明

《灵枢》，最初时曾名《九卷》《针经》，前者见于张仲景《伤寒杂病论》序、王叔和《脉经》、皇甫谧《针灸甲乙经》序所引，后者见于皇甫谧《针灸甲乙经》所引及《隋书·经籍志》《旧唐书·经籍志》《新唐书·艺文志》《宋史·艺文志》所著录。《灵枢》首篇《九针十二原》自叙宗旨："必明为之法……先立针经。"而其内容亦以针法为核心，故名《针经》；《素问》卷七早佚，唐代以前流传者为八卷本，而《灵枢》则以九卷本传世，故亦名《九卷》，又有《九灵》《九墟》之名。

今传本之《灵枢》，则为南宋高宗绍兴二十五年（1155）四川锦官（今成都）史崧校正本。据其书前自叙乃缘于"但恨《灵枢》不传久矣，世莫能究"，于是"辄不自揣，参对诸书，再行校正家藏旧本《灵枢》九卷，共八十一篇，增修音释，附于卷末，勒为二十四卷"。然考其书以《九针十二原》为首，据编次而言实当为《针经》。南宋著名学者王应麟《玉海》引《中兴馆阁书目》云："《黄帝灵枢经》，黄帝、岐伯、雷公、少俞、伯高答问之语。隋杨上善序：凡八十一篇，《针经》《九卷》大抵同，亦八十一篇，《针经》以《九针十二原》为首，《灵枢》以《精气》为首，又间有详略。"据其所记，史崧校正之书虽题名《灵枢》，可能实为北宋哲宗时所颁行之高丽进献本《针经》，史崧校正音释后改编为二十四卷（以合于宋臣校定《素问》之卷数），改袭《灵枢》之名，而与古传本《灵枢》于内容、编次并不尽同。

据中医文献专家马继兴先生考证，史崧本《灵枢经》问世后，其版本演变主要有四。（一）二十四卷本：依史崧原书分卷，有明无名氏仿宋刊本《新刊黄帝内经灵枢》，明万历十二年周氏对峰刊本，清咸丰二年钱熙祚守山阁校刊本（附顾观光校勘记）等；（二）十二卷本：最早者为元至元五年胡氏古林书堂刊本，此后有明成化十年熊宗立鳌峰种德堂刊本，明嘉靖年间赵王朱厚煜居敬堂刊本、吴悌刊本，明万历二十九年吴勉学校刊《古今医统正脉全书》本等，明清以后诸刊本多属这一系统；（三）道藏本；（四）明以后各家全注本：流传最广者为马莳《灵枢注证发微》、张志聪《灵枢集注》、张介宾《类经》。马继兴先生研究指出：总括以上四类《灵枢》版本，较接近宋本原貌的有明代无名氏仿宋刊本；现存刊本最早的是元代胡氏刊本，其次是数种明刊本（熊本、吴本、赵府本等）；校勘质量较好的为清代守山阁本①。

因此，本次点校选择明刊无名氏本《新刊黄帝内经灵枢》（日本内经医学会影印内藤湖南旧藏本）为底本，以元胡氏古林书堂本（北京图书馆出版社二〇〇五年影印“中华再造善本”丛书本，简称元本）、明赵府居敬堂本（简称明赵府本）为主校本，以唐杨上善《黄帝内经太素》（王洪图、李云重校《黄帝内经太素》，科学技术文献出版社，二〇〇五年一版。简称《太素》）、晋皇甫谧《针灸甲乙经》（周琦校注，中国医药科技出版社，二〇一一年一版。简称《甲乙》）为旁校本，同时参考了刘衡如校勘本《灵枢经》（人民卫生出版社，一九六四年一版，二〇一三年新一版）、河北医学院《灵枢经校释》（人民卫生出版社，一九八二年一版）的校勘成果。

本次点校以改误为主，对各本异文择善而从，目的是提供一个文字较为准确且便于阅读的版本。特将整理方法说明如下：

一、凡底本、主校本文字一致且无误者，则不改动底本文字，亦

---

① 马继兴．经典医籍版本考．中医古籍出版社，一九八七年第一版．P11～16

不出校说明。

二、凡底本、主校本文字有异，则出校说明其异同。若底本文字明显有误，证据充分者，则对底本文字予以改动；若底本文字无误或难定是非者，则不改动底本文字，仅于校记中存其异文。

三、凡底本、对校本文字虽同，而文理难明或疑其有误者，则征引旁校本以参核之。为避免繁琐出校，凡底本明显有误、依理可断者，则于正文径改，同时以小注注出所改之底本原文，并用“（）”标出；底本原文小注，用小一号字体以示区别；凡底本原文疑有脱文、据旁校本可补者，则以“［］”注出所补之文字；凡底本原文疑有衍文、据旁校本可删者，则于正文径改，并出校记说明删改之依据；凡底本原文疑有倒错、据旁校本可乙正者，则于正文径改，并出校记说明依据；若是非难定、兼有可取者，则不改动底本文字，仅于校记中备录他说。

四、本书采用简体横排。为便于读者阅读，故凡底本中的异体字、俗写字、通假字、古今字（如“歧伯”今作“岐伯”、“补写”今作“补泻”、“大渊”今作“太渊”、“大溪”今作“太溪”、“痛痺”今作“痛痹”、“癕疽”今作“痈疽”等），皆径改为规范字，不再一一出校说明。

五、按照国家颁布的《标点符号用法》，对原文进行标点。

六、底本原有史崧之“音释”，散在各卷之末，翻检不便，今按各篇分类，合为一章，置于附录。

由于《灵枢》历代缺乏整理，善本难寻，加之个人能力、时间所限，本次点校整理虽庶竭驽钝，然阙误必多。望今后有暇再详加校理，使前修未密，后出转精，日臻完善，是为所盼。

点校者

甲午年季秋

目　　录

新刊黄帝内经灵枢·卷第一

九针十二原第一法天

黄帝问于岐伯曰：余子万民，养百姓，而收其租税。余哀其不给，而属有疾病。余欲勿使被毒药，无用砭石，欲以微针通其经脉，调其血气，营其逆顺出入之会。令可传于后世，必明为之法。令终而不灭，久而不绝，易用难忘，为之经纪。异其［篇］章，别其表里，为之终始。令各有形，先立针经。愿闻其情。岐伯答曰：臣请推而次之，令有纲纪，始于一，终于九焉。请言其道。

小针之要，易陈而难入。粗守形，工（上）守神。神乎，神客在门，未睹其疾，恶知其原？刺之微，在速迟，粗守关，工（上）守机，机之动，不离其空，空中之机，清静而微。其来不可逢，其往不可追。知机之道者，不可挂以发，不知机道，叩之不发。知其往来，要与之期，粗之暗乎，妙哉工独有之。往者为逆，来者为顺，明知逆顺，正行无问。迎[①]而夺之，恶得无虚，追而济之，恶得无实。迎之随之，以意和之，针道毕矣。

凡用针者，虚则实之，满则泄之，宛陈则除之，邪胜则虚之。《大要》曰：徐而疾则实，疾而徐则虚。言实与虚，若有若无；察后

---

① 迎：元本、本书《小针解》、《甲乙》卷五第四皆同，明赵府本作“逆”。

与先，若亡若存（若存若亡）；为虚为实，若得若失。虚实之要，九针最妙，补泻之时，以针为之。泻曰［迎之，迎之意］必持［而］内之，放而出之，排阳出（得）针，邪气得泄，按而引针，是谓内温，血不得散，气不得出也。补曰随之，随之意若忘（妄）之，若行若按①，如蚊虻止，如留如还，去如弦绝，令左属右，其气故止，外门已闭，中气乃实，必无留血，急取诛之。持针之道，坚者为宝。正指直刺，无针左右，神在秋毫，属意病者，审视血脉②，刺之无殆。方刺之时，必在悬阳，及与两衡（卫）。神属勿去，知病存亡。［取］血脉者，在腧横居，视之独满（澄），切之独坚。

九针之名，各不同形：一曰镵针，长一寸六分；二曰员针，长一寸六分；三曰鍉针，长三寸半；四曰锋针，长一寸六分；五曰铍③针，长四寸，广二分半；六曰员利针，长一寸六分；七曰毫针，长一（三）寸六分；八曰长针，长七寸；九曰大针，长四寸。镵针者，头大末锐，去泻阳气；员针者，锋（针）如卵形，揩摩分间，内不伤肌（不得伤肌肉），以泻分气；鍉针者，锋如黍粟之锐，主按脉勿陷，以致其气；锋针者，刃三隅，以发痼疾；铍针者，末如剑峰，以取大脓；员利针者，尖④（大）如氂，且员且锐，中身微大，以取暴气；毫针者，尖如蚊虻喙，静以徐往，微以久留［，正气因］之［，真邪俱往，出针］而养⑤，以取痛痹；长针者，锋利身薄，可

---

① 按：《太素》卷二十一《九针要道》及《素问·离合真邪论》王冰注引《针经》皆作“悔”。

② 脉：下原有“者”字，据《甲乙》《太素》删。

③ 铍：《甲乙》《太素》并作“鈚”。

④ 尖：原作“大”，据本书《九针论》及《甲乙》改。《太素》作“状”。

⑤ “正气因”三字及“真邪俱往，出针”六字：原脱，据本书《九针论》补。

以取远痹；大针者，尖如挺①，其锋微员，以泻机关之水也。九针毕矣。

夫气之在脉也，邪气在上，浊气在中，清气在下。故针陷脉则邪气出，针中脉则浊气出，针太深则邪气反沉，病益［甚］。故曰：皮肉筋脉各有所处，病［各有所舍，针］各有所宜，各不同形，各以任其所宜。无实［实，］无虚［虚］，损不足而益有余，是谓重（甚）病，病益甚。取五脉者死，取三脉者恇；夺阴者厥（死），夺阳者狂，针害毕矣。刺之而气不至，无问其数；刺之而气至，乃去之，勿复针。针各有所宜，各不同形，各任其所为。刺之要，气至而有效，效之信，若风之吹云，明乎若见苍天②，刺之道毕矣。

黄帝曰：愿闻五脏六腑所出之处。岐伯曰：五脏五输，五五二十五输；六腑六输，六六三十六输。经脉十二，络脉十五，凡二十七。气以上下［行］，所出为井，所溜为荥，所注为输，所行为经，所入（以）为合，二十七气所行，皆在五输也。节之交，三百六十五会，知其要者，一言而终，不知其要，流散无穷。所言节者，神气之所游行出入也，非皮肉筋骨也。

睹其色，察其目，知其散复。一其形，听其动静，知其邪正。右主推之，左持而御之，气至而去之。凡将用针，必先诊脉，视气之剧易，乃可以治也。五脏之气已绝于内，而用针者反③实其外，是谓重竭，重竭必死，其死也静，治之者，辄反其气，取腋与膺；五脏之气已绝于外，而用针者反实其内，是谓逆厥，逆厥则必死，其死也躁，

---

① 挺：元本及本书《九针论》并同，明赵府本作“梃”。《后汉书·方术传》序注：“挺，专折竹蓟也。”此形容针尖如折竹之锐。梃则训为杖。《太素》卷二十二《九针所主》杨注作“筳”，与“挺”义近。

② 明乎若见苍天：《甲乙》卷五第四作“昭然若天”。

③ 反：原作“皮”，据明赵府本改。

治之者，反取四末。［凡］刺之害，中而不去，则精泄；不（害）中而去，则致气。精泄则病①甚而恇。致气则生为痈疡。

五脏有六腑，六腑有十二原，十二原出于四关，四关主治五脏，五脏有疾，当取之十二原。十二原者，五脏之所以禀三百六十五节气味也。五脏有疾也，应出十二原，而（二）原各有所出，明知其原，睹其应，而知五脏之害矣。阳中之少阴，肺也，其原出于太渊，太渊二。阳中之太阳，心也，其原出于大陵，大陵二。阴中之少阳，肝也，其原出于太冲，太冲二。阴中之至阴，脾也，其原出于太白，太白二。阴中之太阴，肾也，其原出于太溪，太溪二。膏之原，出于鸠尾，鸠尾一。肓之原，出于脖胦，脖胦一。凡此十二原者，主治五脏六腑之有疾者也。胀取三阳，飧泄取三阴。

今夫五脏之有疾也，譬犹刺也，犹污也，犹结也，犹闭也。刺虽久，犹可拔也；污虽久，犹可雪也；结虽久，犹可解也；闭虽久，犹可决也。或言久疾之不可取者，非其说也。夫善用针者，取其疾也，犹拔刺也，犹雪污也，犹解结也，犹决闭也。疾虽久，犹可毕也。言不可治者，未得其术也。

刺诸热者，如以手探汤；刺寒清者，如人不欲行。阴有阳疾者，取之下陵三里，正往无殆，气下乃止，不下复始也。疾高而内者，取之阴之陵泉；疾高而外者，取之阳之陵泉也。

本输第二法地

黄帝问于岐伯曰：凡刺之道，必通十二经脉（络）之所终始，络

① 病：下原有“益”字，据本书《寒热病》及《太素》删。

脉之所别起（处），五输之所留［止］，六腑之所与合，四时之所出入，五脏之所溜处①，阔数之度，浅深之状，高下所至。愿闻其解。岐伯曰：请言其次也。

肺出于少商，少商者，手大指端内侧也，为井木；溜于鱼际，鱼际者，手鱼也，为荥；注于太渊，太渊，鱼后一寸陷者中也，为输；行于经渠，经渠，寸口中也，动而不居，为经；入于尺泽，尺泽，肘中之动脉也，为合。手太阴经也。

心②出于中冲，中冲，手中指之端也，为井木；溜于劳宫，劳宫，掌中中指本节之内间也，为荥；注于大陵，大陵，掌后两骨之间方下者也，为输；行于间使，间使之道，两筋之间，三寸之中也，有过则至，无过则止，为经；入于曲泽，曲泽，肘内廉下陷者之中也，屈而得之，为合。手少阴［经］也。

肝出于大敦，大敦者，足大指之端及三毛之中也，为井木；溜于行间，行间，足大指间也，为荥；注于大冲，大冲，行间上二寸陷者之中也，为输；行于中封，中封，内踝之前一寸半，陷者之中，使逆则宛，使和则通，摇③足而得之，为经；入于曲泉，曲泉，辅骨之下，大筋之上也，屈膝而得之，为合。足厥阴［经］也。

脾出于隐白，隐白者，足大指之端内侧也，为井木。溜于大都，大都，本节之后下陷者之中也，为荥；注于太白，太白，核（腕）骨之下也，为输；行于商丘，商丘，内踝之下，陷者之中也，为经；入于阴之陵泉，阴之陵泉，辅骨之下，陷者之中也，伸而得之，为合。足太阴［经］也。

---

① 五脏之所溜处：《太素》卷十二《本输》作“脏腑之所流行”。

② 心：《素问·气穴论》王注作“心包”，《甲乙》卷三第二十五作“心主”。

③ 摇：《甲乙》卷三第三十一作“伸”。

肾出于涌泉，涌泉者，足心也，为井木；溜于然谷，然谷，然骨之下者也，为荥；注于太溪，太溪，内踝之后，跟骨之上陷者中（中者）也，为输；行于复留，复留，上内踝二寸，动而不休，为经；入于阴谷，阴谷，辅骨之后，大筋之下，小筋之上也，按之应手，屈膝而得之，为合。足少阴经也。

膀胱出于至阴，至阴者，足小指之端也，为井金；溜于通谷，通谷，本节之前外侧也，为荥；注于束骨，束骨，本节之后陷者中也，为输；过于京骨，京骨，足外侧大骨之下，为原；行于昆仑，昆仑，在外踝之后，跟骨之上，为经；入于委中，委中，腘中央，为合，委而取之。足太阳［经］也。

胆出于窍阴，窍阴者，足小指次指之端也，为井金；溜于侠溪，侠溪，足小指次指之间也，为荥；注于临泣，临泣，上行一寸半陷者中也，为输；过于丘墟，丘墟，外踝之前下，陷者中也，为原；行于阳辅，阳辅，外踝之上，辅骨之前，及绝骨之端也，为经；入于阳之陵泉，阳之陵泉，在膝外陷者中也，为合，伸而得之。足少阳［经］也。

胃出于厉兑，厉兑者，足大指内次指之端也，为井金，溜于内庭，内庭，次指外间也，为荥；注于陷谷，陷谷者，上中指内间，上行二寸陷者中也，为输；过于冲阳，冲阳，足跗上五寸陷者中也，为原，摇足而得之；行于解溪，解溪，上冲阳一寸半陷者中也，为经；入于下陵，下陵，膝下三寸，胻骨外三里也，为合；复下三里三寸为巨虚上廉，复下上廉三寸为巨虚下廉也，大肠属上，小肠属下。足阳明胃脉也，大肠小肠皆属于胃，是足阳明［经］也。

三焦者，上合手少阳，出于关冲，关冲者，手小指次指之端也，为井金；溜于液门，液门，小指次指之间也，为荥；注于中渚，中渚，本节之后陷中者①也，为输；过于阳池，阳池，在腕上陷者之中也，为原；行于支沟，支沟，上腕三寸，两骨之间陷者中也，为经；入于天井，天井，在肘外大骨之上陷者中也，为合，屈肘乃得之。三焦下腧，在于足太阳（大指）之前，少阳之后，出于腘中外廉，名曰委阳，是太阳络也。手少阳经也。［足］三焦者，足少阳太阴一本作阳之所将，太阳之别也，上踝五寸，别入贯腨肠，出于委阳，并太阳之正，入络膀胱，约下焦，实则闭癃，虚则遗溺，遗溺则补之，闭癃则泻之。

手太阳②小肠者，上合于③太阳，出于少泽，少泽，小指之端也，为井金；溜于前谷，前谷，在手［小指］外廉本节前陷者中也，为荥；注于后溪，后溪者，在手［小指］外侧本节之后也，为输；过于腕骨，腕骨，在手外侧腕骨之前，为原；行于阳谷，阳谷，在锐骨之下陷者中也，为经；入于小海，小海，在肘内大骨之外，去端半寸陷者中也，伸臂④而得之，为合。手太阳经也。

大肠上合手阳明，出于商阳，商阳，大指次指之端也，为井金；溜于本节之前二间，为荥；注于本节之后三间，为输；过于合谷，合谷，在大指岐骨之间，为原；行于阳溪，阳溪，在两筋间陷者中也，为经；入于曲池，［曲池］在肘外辅骨陷者中，屈臂而得之，为合。手阳明［经］也。

是谓五脏六腑之输，五五二十五输，六六三十六输也。六腑皆出足之三阳，上合于手者也。

---

① 中者：元本同，明赵府本作“者中”。

② 手太阳：《太素》卷十一《本输》无，以上下文例，当删。

③ 于：《太素》卷十一《本输》此字下有“手”字。

④ 伸臂：《太素》卷十一《本输》杨注引《明堂》《甲乙》卷三第二十九并作“屈肘”。

缺盆之中，任脉也，名曰天突。（一）次任脉侧之动脉，足阳明也，名曰人迎；（二）次脉手阳明也，名曰扶突；（三）次脉手太阳也，名曰天窗；（四）次脉足少阳也，名曰天容；（五）次脉手少阳也，名曰天牖；（六）次脉足太阳也，名曰天柱；（七）次脉颈[1]中央之脉，督脉也，名曰风府。腋内动脉，手太阴也，名曰天府。腋下三寸，手心主也，名曰天池。刺上关者，呿[2]不能欠；刺下关者，欠不能去[3]（呿）；刺犊鼻者，屈不能伸；刺内（两）关者，伸不能屈。

足阳明，挟喉之动脉也，其腧在膺中。手阳明，次在其腧[4]外，不至曲颊一寸。手太阳当曲颊。足少阳在耳下曲颊之后。手少阳出耳后，上加完骨之上。足太阳挟项大筋之中发际。阴尺动脉在五里，五腧之禁也。

肺合大肠，大肠者，传道之府。心合小肠，小肠者，受盛之府。肝合胆，胆者，中精之府。脾合胃，胃者，五谷之府。肾合膀胱，膀胱者，津液之府也。少阴（阳）属肾，肾上连肺，故将两脏。三焦者，中渎之府也，水道出焉，属膀胱，是孤之府也。是六腑之所与合者［也］。

春取络脉诸荥大经分肉之间，甚者深取之，间者浅取之；夏取诸输孙络肌肉皮肤之上；秋取诸合，余如春法。冬取诸井诸输之分，欲深而留之。此四时之序，气之所处，病之所舍，输之所宜。转筋者，立而取之，可令遂已。痿厥者，张而刺之，可令立快也。

---

① 颈：《太素》卷十一《本输》作“项”。

② 呿：《素问·气穴论》王注引《针经》及《甲乙》卷五第四“呿”作“故”。

③ 去：明赵府本作“呿”。

④ 腧：《太素》卷十一《本输》无，应据删。

新刊黄帝内经灵枢·卷第二

小针解第三法人

所谓“易陈”者，易言也。“难入”者，难着于人也。“粗守形”者，守刺法也。“上守神”者，守人之血气有余不足，可补泻也。“神客”者，正邪共会也。“神”者，正气也。“客”者，邪气也。“在门”者，邪循正气之所出入也。“未睹其疾”者，先知邪正何经之疾也。“恶知其原”者，先知何经之病，所取之处也。“刺之微者数①迟”者，徐疾之意也。“粗守关”者，守四肢而不知血气正邪之往来也；“上守机”者，知守气也。“机之动不离其空②”者，知气之虚实，用针之徐疾也。“空中之机清净以③微”者，针以得气，密意守气勿失也。“其来不可逢”者，气盛不可补也。“其往不可追”者，气虚不可泻也。“不可挂以发”者，言气易失也。“扣之不发”者，言④不知补泻之意也，血气已尽而气不下也。“知其往来”者，知气之逆顺盛虚也。“要与之期”者，知气之可取之时也。“粗之暗”

---

① 者数：明赵府本作“在数”。本书《九针十二原》作“在速”。

② 空：下原有“中”字，据本书《九针十二原》删。

③ 以：本书《九针十二原》作“而”。

④ 者言：元本及本书《九针十二原》并同。明赵府本作“言者”。

者，冥冥不知气之微密也。“妙哉上①独有之”者，尽知针意也。“往者为逆”者，言气之虚而小，小者逆也。“来者为顺”者，言形气之平，平者顺也。“明知逆顺，正行无问”者，言知所取之处也。“迎而夺之”者，泻也。“追而济之”者，补也。

所谓“虚则实之”者，气口虚而当补之也。“满则泄之”者，气口盛而当泻之也。“宛陈则除之”者，去血脉也。“邪胜则虚之”者，言诸经有盛者，皆泻其邪也。“徐而疾则实”者，言徐内而疾出也。“疾而徐则虚”者，言疾内而徐出也。“言实与虚，若有若无”者，言实者有气，虚者无气也。“察后与先，若亡若存”者，言气之虚实，补泻之先后也，察其气之已下与常存也。“为虚与实，若得若失”者，言补者佖然若有得也，泻则怳然若有失也。

“夫气之在脉也，邪气在上”者，言邪气之中人也高，故邪气在上也。“浊气在中”者，言水谷皆入于胃，其精气上注于肺，浊［气］溜于肠胃，言寒温不适，饮食不节，而病生于肠胃，故命曰浊气在中也。“清气在下”者，言清湿地气之中人也，必从足始，故曰清气在下也。“针陷脉则邪气出”者，取之上。“针中脉则邪②气出”者，取之阳明合也。“针太深则邪气反沉”者，言浅浮之病，不欲深刺也，深则邪气从之入，故曰反沉也。“皮肉筋脉各有所处”者，言经络各有所主也。“取五脉者死”，言病在中，气不足，但用针尽大泻其诸阴之脉也。“取三脉者恇”③，言尽泻三阳之气，令病人恇然不复也。“夺阴者死”，言取尺之五里，五往者也。“夺阳者狂”，正言

① 上：元本同。明赵府本作“工”。

② 邪：元本同，明赵府本作“浊”。

③ 取三脉者恇：原作“取三阳之脉者，唯”，据本书《九针十二原》改。

也。[“节之交三百六十五会”者，络脉之渗灌诸节者也]①。

“睹其色，察其目，知其散复，一其形，听其动静”者，言上工知相五色于目，有知调尺寸小大缓急滑涩，以言所病也。[所以察其目者，五脏②使五色修③明，修明则声彰，声彰者，言④声与平生异也]⑤。[“一”者，持心也]⑥。“知其邪正”者，知论虚邪与正邪之风也。“右主推之，左持而御之”者，言持针而出入也。“气至而去之”者，言补泻气调而去之也，调气在于终始。所谓“五脏之气已绝于内”者，脉口气内绝不至，反取其外之病处与阳经之合，有留针以致阳气，阳气至则内重竭，重竭则死矣，其死也，无气以动，故静。所谓“五脏之气已绝于外”者，脉口气外绝不至，反取其四末之腧，有留针以致其阴气，阴气至则阳气反入，入则逆，逆则死矣，其死也，阴气有余，故躁。

邪气脏腑病形第四法时

黄帝问于岐伯曰：邪气之中人也奈何？岐伯答曰：邪气之中人也

---

① “节之交三百六十五会”者，络脉之渗灌诸节者也：此十九字原在“所谓五脏之气已绝于内者”之前，据本书《九针十二原》文次移至此。

② 五脏：《素问 · 六节脏象论》作“五气”，义胜。

③ 修：原作“循”，据《素问 · 六节脏象论》改。下修字同。

④ 言：上原有“则”字，据《太素》删。

⑤ 所以察其目者……则言声与平生异也：此二十八字原在篇末，因系释前文“察其目”之义，故移至此。但其内容与《素问 · 六节脏象论》“五气入鼻，藏于心肺，上使五色修明，音声能彰”相近，未必本篇“察其目”之解，或系后人之旁注误入正文。

⑥ 一者持心也：此五字原在“调气在于终始”之后，据文义移至此。

高（高也）。黄帝曰：高下有度乎？岐伯曰：身半已上者，邪中之也；身半已下者，湿中之也。故曰：邪之中人也，无有［恒］常，中于阴则溜[①]于府，中于阳则溜于经。

黄帝曰：阴之与阳也，异名同类，上下相会，经络之相贯，如环无端。邪之中人，或中于阴，或中于阳，上下左右，无有恒常，其故何也？岐伯曰：诸阳之会，皆在于面。中人也[②]方乘虚时，及新用力，若［热］饮食，汗出腠理开，而中于邪。中于面则下阳明，中于项则下太阳，中于颊则下少阳，其中于膺背两胁亦下[③]其经。

黄帝曰：其中于阴奈何？岐伯答曰：中于阴者，常从臂胻始。夫臂与胻，其阴皮薄，其肉淖泽，故俱受于风，独伤其阴。黄帝曰：此故伤其脏乎？岐伯答曰：身之中于风也，不必动脏。故邪入于阴经，其[④]脏气实，邪气入而不能容（客），故还之于腑。故中阳则溜于经，中阴则溜于府。

黄帝曰：邪之中人脏奈何？岐伯曰：愁忧恐惧则伤心。形寒寒饮则伤肺，以其两寒相感，中外皆伤，故气道[⑤]而上行。有所堕坠，恶血留内，若有所大怒，气上而不下，积于胁下，则伤肝。有所击仆，若醉入房，汗出当风，则伤脾。有所用力举重，若入房过度，汗出浴水，则伤肾。黄帝曰：五脏之中风奈何？岐伯曰：阴阳俱感，邪乃得往。黄帝曰：善哉。

黄帝问于岐伯曰：首面与身形也，属骨连筋，同血合[⑥]气耳。天

① 溜：《甲乙》卷四第二上、《太素》卷二十七《邪中》并作“留”。下同。
② 中人也：《甲乙》卷四第二上、《太素》卷二十七《邪中》并作“人之”。
③ 下：原作“中”，据本篇末音释“一本作下其经”改。
④ 其：上原有“则”字，据《甲乙》《太素》删。
⑤ 道：元本、明赵府本同，《太素》卷二十七《邪中》作“逆”。
⑥ 合：下原有“于”字，据《太素》删。

寒则裂地凌冰，其卒寒，或手足懈惰，然而其面不衣，何也？岐伯答曰：十二经脉，三百六十五络，其血气皆上于面而走空窍，其精阳气上走于目而为睛①，其别气走于耳而为听，其宗气上出于鼻而为嗅，其浊气出于胃，走唇舌而为味。其气之津液皆上熏②于面，而皮又厚，其肉坚，故天热③甚，寒不能胜之也。

黄帝曰：邪之中人，其病形何如？岐伯曰：虚邪之中身也，洒淅动形。正邪之中人也微，先现于色，不知于身，若有若无，若亡若存，有形无形，莫知其情。黄帝曰：善哉。

黄帝问于岐伯曰：余闻之，见其色，知其病，命曰明。按其脉，知其病，命曰神。问其病，知其处，命曰工。余愿闻见而知之，按而得之，问而极之，为之奈何？岐伯答曰：夫色脉与尺之［皮肤］相应也，如桴鼓影响之相应也，不得相失也，此亦本末根叶之出候也，故根死则叶枯矣。色脉形肉不得相失也，故知一则为工，知二则为神，知三则神且明矣。

黄帝曰：愿卒闻之。岐伯答曰：色青者，其脉弦也；赤者，其脉钩也；黄者，其脉代也；白者，其脉毛；黑者，其脉石。见其色而不得其脉，反得其相胜之脉，则死矣；得其相生之脉，则病已矣。

黄帝问于岐伯曰：五脏之所生，变化之病形何如？岐伯答曰：先定其五色五脉之应，其病乃可别也。黄帝曰：色脉已定，别之奈何？岐伯曰：调其脉之缓急、小大、滑涩，而病变定矣。黄帝曰：调之奈何？岐伯答曰：脉急者，尺之皮肤亦急；脉缓者，尺之皮肤亦缓。脉小者，尺之皮肤亦减而少气；脉大者，尺之皮肤亦贲而起。脉滑者，

---

① 睛：《太素》第二十七《邪中》作“精”。

② 熏：明赵府本作“燻”。

③ 天热：元本同，明赵府本作“天气”。《太素》第二十七《邪中》作“热”，《甲乙》卷四第二上作“大热”。

尺之皮肤亦滑；脉涩者，尺之皮肤亦涩。凡此［六］变者，有微有甚。故善调尺者，不待于寸；善调脉者，不待于色。能参合而行之者，可以为上工，上工十全九；行二者，为中工，中工十全七；行一者，为下工，下工十全六。

黄帝曰：请问脉之缓急、小大、滑涩之病形何如？岐伯曰：臣请言五脏之病变也。心脉急甚者为瘛疭；微急为心痛引背，食不下。缓甚为狂笑；微缓为伏梁，在心下，上下行，时唾血。大甚为喉吤；微大为心痹引背，善泪出。小甚为善哕；微小为消瘅。滑甚为善渴；微滑为心疝引脐，小腹鸣。涩甚为喑；微涩为血溢，维厥，耳鸣，颠疾。

肺脉急甚为癫疾；微急为肺寒热，怠惰，咳唾血，引腰背胸，苦[①]鼻息肉不通。缓甚为多汗；微缓为痿[②]，漏（偏）风，头以下汗出不可止。大甚为胫肿；微大为肺痹引胸背，起恶日光。小甚为泄；微小为消瘅。滑甚为息贲上气；微滑为上下出血。涩甚为呕血；微涩为鼠瘘，在颈肢腋之间，下不胜其上，其应善酸[③]矣。

肝脉急甚者为恶言；微急为肥气，在胁下若覆杯。缓甚为善呕；微缓为水瘕痹也。大甚为内痈，善呕衄；微大为肝痹，阴缩，咳引小腹。小甚为多饮；微小为消瘅。滑甚为㿉疝；微滑为遗溺。涩甚为溢[④]饮；微涩为瘛挛筋痹[⑤]。

脾脉急甚为瘛疭；微急为膈中［满］[⑥]，食饮入而还出，后沃沫。

---

① 苦：原作“若”，据《脉经》卷三第四改。

② 痿：下原有“瘘”字，据《脉经》《太素》删。

③ 其应善酸：《脉经》卷三第四、《太素》卷十五《五藏脉诊》作“其能喜酸”；《甲乙》卷四第二下作“甚能善酸”。

④ 溢：《脉经》卷三第一、《千金》卷十一第一作“淡”。

⑤ 瘛挛筋痹：《太素》卷十五《五藏脉诊》作“瘛挛筋”。《甲乙》卷四第二下作“瘛疭挛筋”。

⑥ 满：原脱，据《脉经》卷三第三、《千金》卷十五第一补。

缓甚为痿厥；微缓为风痿，四肢不用，心慧然若无病。大甚为击仆；微大为疝[①]气，腹里[②]大脓血，在胃肠之外。小甚为寒热；微小为消瘅。滑甚为㿗癃；微滑为虫毒蛕蝎腹[③]热。涩甚为肠㿗；微涩为内㿗，多下脓血。

肾脉急甚为骨[④]癫疾；微急为奔豚，沉厥[⑤]足不收，不得前后。缓甚为折脊；微缓为洞［泄］，洞［泄］者，食不化，下嗌还出。大甚为阴痿；微大为石水，起脐以下至小腹［肿］[⑥] 腄腄然，上至胃脘(腕)，死不治。小甚为洞泄；微小为消瘅。滑甚为癃㿗；微滑为骨痿，坐不能起，起则目无所见［，视见黑花］。涩甚为大痈；微涩为不月沉痔。

黄帝曰：病之六变者，刺之奈何？岐伯答曰：诸急者多寒；缓者多热；大者多气少血；小者血气皆少；滑者阳气盛，微有热；涩者多血少气，微有寒。是故刺急者，深内而久留之。刺缓者，浅内而疾发针，以去其热。刺大者，微泻其气，无出其血。刺滑者，疾发针而浅内之，以泻其阳气而去其热。刺涩者，必中其脉，随其逆顺而久留之，必先按而循之，已发针，疾按其痏，无令其血出，以和其脉。诸小者，阴阳形气俱不足，勿取以针，而调以甘药也。

黄帝曰：余闻五脏六腑之气，荥输所入为合，令何道从入，入安连过，愿闻其故。岐伯答曰：此阳脉之别入于内，属于腑者也。黄帝

---

① 疝：《脉经》卷三第三作“瘕”，与《难经·五十六难》合。

② 里：《脉经》卷三第三、《千金》卷十五第一作“裹”。

③ 蝎腹：《脉经》卷三第三、《千金》卷十五第一作“肠鸣”。

④ 骨：《甲乙》卷四第二下其下有“痿”字。

⑤ 奔豚沉厥：原作“沉厥奔豚”，据《甲乙》卷四第二下、《脉经》卷三第五、《千金》卷十九第一乙正。

⑥ 肿：原脱，据《脉经》卷三第三、《千金》卷十五第一补。

曰：荥输与合，各有名乎？岐伯答曰：荥输治外经，合治内腑。黄帝曰：治内腑奈何？岐伯曰：取之于合。黄帝曰：合各有名乎？岐伯答曰：胃合［入］于三里，大肠合入于巨虚上廉，小肠合入于巨虚下廉，三焦合入于委阳，膀胱合入于委中①，胆合入于阳陵泉。黄帝曰：取之奈何？岐伯答曰：取之三里者，低跗；取之巨虚者，举足；取之委阳者，屈伸而索之；委中者，屈而取之；阳陵泉者，正［立］竖膝予之齐，下至委阳之阳取之；取诸外经者，揄伸而从之。

黄帝曰：愿闻六腑之病。岐伯答曰：面热者，足阳明病；鱼络血者，手阳明病。两跗之上脉坚若（竖）陷者，足阳明病，此胃脉也。大肠病者，肠中切痛，而鸣濯濯，冬日（曰）重感于寒即泄，当脐而痛，不能久立，与胃同候，取巨虚上廉。胃病者，腹䐜胀，胃脘当心而痛，上交②（肢）两胁，膈咽不通，食饮不下，取之三里也。小肠病者，小腹痛，腰脊控睾③而痛，时窘之后，当耳前热，若寒甚，若独肩④上热甚，及手小指次指之间热，若脉陷者，此其候也。手太阳病也，取之巨虚下廉。三焦病者，腹［胀］气满，小腹尤坚，不得小便，窘急，溢则［为］水，留即为胀，候在足太阳之外大络，大络在太阳少阳之间，赤⑤（亦）见于脉，取委阳。膀胱病者，小腹（小便）偏肿而痛，以手按之，即欲小便而不得，肩上热，若脉陷，及足小指外廉及胫踝后皆热，若脉陷，取委中央。胆病者，善太息，口苦，呕宿汁，心下澹澹恐，［如］人将捕之，嗌中吩吩然，数

① 委中：下原有“央”字，据《太素》删。

② 交：原作“肢”，据《太素》卷十一《府病合输》《素问·至真要大论》新校正引《甲乙》改。《脉经》卷六第六、《千金》卷十六第一并作“支”。

③ 睾：《太素》卷十一《府病合输》作“尻”。

④ 肩：《太素》卷十一《府病合输》作“眉”。

⑤ 赤：原作“亦”，据《脉经》卷六第十一改。

[咳] 唾，[候] 在足少阳之本末，亦视其脉之陷下者灸之，其寒热者取阳陵泉。

黄帝曰：刺之有道乎？岐伯答曰：刺此者，必中气穴，无中肉节。中气穴则针染一作游于巷，中肉节即皮①肤痛，补泻反则病益笃。中筋则筋缓，邪气不出，与其真相搏，乱而不去，反还内著。用针不审，以顺为逆也。

---

① 皮：《太素》卷十一《府病合输》作“肉”。

新刊黄帝内经灵枢·卷第三

根结第五法音

岐伯曰：天地相感，寒暖相移，阴阳之道，孰少孰多？阴道偶，阳道奇。发于春夏，阴气少，阳气多，阴阳不调，何补何泻？发于秋冬，阳气少，阴气多，阴气盛而阳气衰，故茎叶枯槁，湿雨下归①，阴阳相移，何泻何补？奇邪离经，不可胜数，不知根结，五脏六腑，折关败枢，开阖而走，阴阳大失，不可复取。九针之玄，要在终始②。故能知终始，一言而毕，不知终始，针道咸绝。

太阳根于至阴，结于命门。命门者，目也。阳明根于厉兑，结于颡大。颡大者，钳耳也③。少阳根于窍阴，结于窗笼。窗笼者，耳中也。太阳为关（开），阳明为阖，少阳为枢。故开折则肉节渎④而暴病起矣，故［候］暴病者取之太阳，视有余不足，渎者皮肉宛膲而弱

---

① 湿雨下归：《太素》卷十《经脉根结》作“湿而下浸”。

② 九针之玄，要在终始：《甲乙》卷二第五、《太素》卷十《经脉根结》并作“九针之要，在于终始”。

③ 结于颡大。颡大者，钳耳也：《甲乙》卷二第五作“结于颃颡，颃颡者钳大，钳大者耳也”。

④ 渎：《太素》卷十《经脉根结》作“殰”，《甲乙》卷二第五、《素问·阴阳离合论》新校正引《九墟》作“溃缓”。下同。

也。阖折则气无所止息而痿疾起矣，故痿疾者取之阳明，视有余不足，无所止息者，真气稽留，邪气居之也。枢折即骨繇而不安于地，故骨繇者取之少阳，视有余不足，骨繇者节缓而不收也，所谓骨繇者摇故也，当穷①其本也。

太阴根于隐白，结于太仓。少阴根于涌泉，结于廉泉。厥阴根于大敦，结于玉英，络于膻中。太阴为关（开），厥阴为阖，少阴②为枢。故开折则仓廪无所输膈洞，膈洞者取之太阴，视有余不足。故开折者气不足而生病也，阖折即气弛（绝）而喜悲，悲者取之厥阴，视有余不足。枢折则脉有所结而不通，不通者取之少阴，视有余不足，有结者皆取之③。

足太阳根于至阴，溜④于京骨，注于昆仑，入于天柱、飞扬也。足少阳根于窍阴，溜于丘墟，注于阳辅，入于天容、光明也。足阳明根于厉兑，溜于冲阳，注于下陵，入于人迎、丰隆也。手太阳根于少泽，溜于阳谷，注于小（少）海，入于天窗、支正也。手少阳根于关冲，溜于阳池，注于支沟，入于天牖、外关也。手阳明根于商阳，溜于合谷，注于阳溪，入于扶突、偏历也。此所谓⑤十二经者，盛络皆当取之。

一日一夜五十营，以营五脏之精，不应数者，名曰狂生。所谓五十营者，五脏皆受气［也］。持其脉口，数其至也。五十动而不一代者，五脏皆受气；四十动一代者，一脏无气；三十动一代者，

① 穷：《甲乙》卷二第五、《太素》卷十《经脉根结》并作“覈”。

② 少阴：元本同。明赵府本误作“少阳”。

③ 取之：下原有“不足”二字，据《太素》卷十《经脉根结》《甲乙》卷二第五删。

④ 溜：《太素》卷十《经脉根结》《甲乙》卷二第五并作“流”。下同。

⑤ 所谓：《太素》卷十《经脉根结》下有“根”字。

二脏无气；二十动一代者，三脏无气；十动一代者，四脏无气；不满十动一代者，五脏无气。予（子）之短期，要在《终始》。所谓五十动而不一代者，以为常也，以知五脏之期。予之短期者，乍数乍疏也。

黄帝曰：《逆顺五体》① 者，言人骨节之小大，肉之坚脆，皮之厚薄，血之清浊，气之滑涩，脉之长短，血之多少，经络之数，余已知之矣，此皆布衣匹夫之士也。夫王公大人，血食之君，身体柔脆，肌肉软弱，血气慓悍滑利，其刺之徐疾浅深多少，可得同之乎？岐伯答曰：[夫] 膏粱菽藿之味，何可同也？气滑则（即）出疾，气②涩则出迟，气悍则针小而入浅，气涩则针大而入深，深则欲留，浅则欲疾。以此观之，刺布衣者，深以留之；刺大人者，微以徐之，此皆因气慓悍滑利也。

黄帝曰：形气之逆顺奈何？岐伯曰：形气不足，病气有余，是邪胜也，急泻之。形气有余，病气不足，急补之。形气不足，病气不足，此阴阳气俱不足也，不可刺之，刺之则重不足，重不足则阴阳俱竭，血气皆尽，五脏空虚，筋骨髓枯，老者绝灭，壮者不复矣。形气有余，病气有余，此谓阴阳俱有余也，急泻其邪，调其虚实。故曰：有余者泻之，不足者补之，此之谓也。故曰：刺不知逆顺，真邪相搏。满而补之，则阴阳四溢，肠胃充郭，肝肺内䐜，阴阳相错。虚而泻之，则经脉空虚，血气竭枯，肠胃㒤辟，皮肤薄著，毛腠夭膲，予（子）之死期。故曰用针之要，在于知调③，调阴与阳，精气乃光，合形与气，使神内藏。故曰上工平气，中工乱经（脉），下工绝气危生。

① 逆顺五体：本书第三十八篇篇题作“逆顺肥瘦”。

② 气：上原有“其”字，据《甲乙》《太素》删。

③ 调：原涉下衍“阴与阳”三字，据《甲乙》《太素》删。

故曰下工[①]不可不慎也。必［审］其五脏变化之病，五脉之应，经络之实虚，皮［肤］之柔粗（麄），而后取之也。

寿夭刚柔第六法律

黄帝问于少师曰：余闻人之生也，有柔有刚[②]，有弱有强，有短有长，有阴有阳，愿闻其方。少师答曰：阴中有阴[③]，阳中有阳[④]，审知阴阳，刺之有方，得病所始，刺之有理，谨度病端，与时相应，内合于五脏六腑，外合于筋骨皮肤。是故内有阴阳，外亦有阴阳。在内者，五脏为阴，六腑为阳；在外者，筋骨为阴，皮肤为阳。故曰病在阴之阴者，刺阴之荥输；病在阳之阳者，刺阳之合；病在阳之阴者，刺阴之经；病在阴之阳者，刺［阳之］络[⑤]。故曰病在阳者命曰风，病在阴者命曰痹，阴[⑥]阳俱病命曰风痹。病有形而不痛者，阳之类也；无形而痛者，阴之类也。无形而痛者，其阳完[⑦]而阴伤之也，急治其阴，无攻其阳；有形而不痛者，其阴完而阳伤之也，急治其阳，无攻其阴。阴阳俱动，乍有乍无[⑧]，加以烦心，命曰阴胜其阳，此谓不表不里，其形不久。

黄帝问于伯高曰：余闻形气病之先后，外内之应奈何？伯高答

---

① 故曰下工：《甲乙》卷五第六无此四字，应据删。

② 有柔有刚：原作“有刚有柔”，据协韵乙正。

③ 阴：《甲乙》卷六第六作“阳”。

④ 阳：《甲乙》卷六第六作“阴”。

⑤ 络：原作“络脉”，据《甲乙》卷六第六改。

⑥ 阴：上原有“病”字，据《甲乙》卷六第六删。

⑦ 完：《甲乙》卷六第六校语“《九墟》‘完’作‘缓’”。

⑧ 乍有乍无：原作“乍有形，乍无形”，据《甲乙》卷六第六改。

曰：风寒伤形，忧恐忿怒伤气。气伤脏，乃病脏；寒伤形，乃应形；风伤筋脉，筋脉乃应。此形气外内之相应也。

黄帝曰：刺之奈何？伯高答曰：病九日者，三刺而已；病一月者，十刺而已。多少远近，以此衰之。久痹不去身者，视其血络，尽出其血。

黄帝曰：外内之病，难易之治奈何？伯高答曰：形先病而未入脏者，刺之半其日；脏先病而形乃应者，刺之倍其日。此外[①]内难易之应也。

黄帝问于伯高曰：余闻形有缓急，气有盛衰，骨有大小，肉有坚脆，皮有厚薄，其以立寿夭奈何？伯高答曰：形与气相任则寿，不相任则夭。皮与肉相裹（果）则寿，不相裹（果）则夭。血气经络，胜形则寿，不胜形则夭。

黄帝曰：何谓形之缓急？伯高答曰：形充而皮肤缓者则寿，形充而皮肤急者则夭。形充而脉坚大者顺也；形充而脉小以弱者气衰，衰则危矣。若形充而颧不起者骨小[②]，骨小而[③]夭矣。形充而大肉䐃坚而有分者肉坚，肉坚则寿矣；形充而大肉无分理不坚者肉脆，肉脆则夭矣。此天之生命，所以立形定气而视寿夭者。必明乎此，[以]立形定气，而后[可]以临病人，决死生。

黄帝曰：余闻寿夭，无以度之。伯高答曰：墙基卑，高不及其地者，不满三十而死；其有因加疾者，不及二十而死也。

黄帝曰：形气之相胜，以立寿夭奈何？伯高答曰：平人而气胜形者寿；病而形肉脱，气胜形者死，形胜气者危矣。

---

① 外：原作“月”，明赵府本同，据元本及《甲乙》卷六第六改，以与上文合。

② 骨小：《甲乙》卷六第十一作“肾小”，“小”字下无“骨”字。

③ 而：元本同，明赵府本作“则”。

黄帝曰：余闻刺有三变，何谓三变？伯高答曰：有刺营者，有刺卫者，有刺寒痹之留经者。

黄帝曰：刺三变者奈何？伯高答曰：刺营者出血，刺卫者出气，刺寒痹者内热。

黄帝曰：营卫寒痹之为病奈何？伯高答曰：营之生病也，寒热少气，血上下行。卫之生病也，气痛时来时去，怫忾贲响，风寒客于肠胃之中。寒痹之为病也，留而不去，时痛而皮不仁。

黄帝曰：刺寒痹内热奈何？伯高答曰：刺布衣者，以火焠之；刺大人者，以药熨之。

黄帝曰：药熨奈何？伯高曰：用淳酒二十斤[①]，蜀椒一[②]升，干姜一斤[③]，桂心一斤，凡四种，皆㕮咀，渍酒中，用绵絮一斤，细白布四丈，并内酒中。置酒马矢煴中，盖[④]封涂，勿使［气］泄。五日五夜，出布绵絮，曝干之，干复渍，以尽其汁。每渍必晬其日，乃出干。干，并用滓与绵絮，复布为复巾，长六七尺，为六七巾，则用之生桑炭炙巾，以熨寒痹所刺[⑤]之处，令热入至于病所，寒复炙巾以熨之，三十遍而止。汗出，以巾拭身，亦三十遍而止。起步内中，无见风。每刺必熨，如此病已矣。此所谓内热也。

---

① 斤：元本、明赵府本并作“升”。

② 一：《太素》卷二十二《三变刺》作“四”。

③ 斤：《甲乙》卷十第一上、《太素》卷二十二《三变刺》并作“升”，下同。

④ 盖：《甲乙》卷十第一上作“善”。

⑤ 刺：《甲乙》卷十第一上作“乘”。

官针第七法星

凡刺之要，《官针》最妙。九针之宜，各有所为，长短大小，各有所施①。不得其用，病弗能移。病（疾）浅针深，内伤良肉②，皮肤为痈；病深针浅，病气不泻，反（支）为大脓。病小针大，气泻太甚，疾必为害；病大针小，气不泄泻，亦复为败。失针之宜，大者［大］泻，小者不移。已言其过，请言其所施。

病在皮肤无常处者，取以镵针于病所，肤白勿取。病在分肉间，取以员针于病所。病在经络痼痹者，取以锋针③。病在脉，气少当补之者，取以鍉针于井荥分输。病为大脓者，取以铍针。病痹气暴发者，取以员利针。病痹气痛而不去者，取以毫针。病在中者，取以长针。病水肿不能通关节者，取以大针。病在五脏固居者，取以锋针，泻于井荥分输，取以四时。

凡刺有九，以④应九变。一曰输刺，输刺者，刺诸经荥输脏腧也。二曰远道刺，远道刺者，病在上，取之下，刺腑腧也。三曰经刺，经刺者，刺大经之结络经分也。四曰络刺，络刺者，刺小络之血脉也。五曰分刺，分刺者，刺分肉之间也。六曰大泻刺，大泻刺者，刺大脓以铍针也。七曰毛刺，毛刺者，刺浮痹于皮肤也。八曰巨刺，

---

① 施：下原衍“也”字，据《甲乙》《太素》及协韵删。

② 肉：原作“内”，明赵府本同，据元本改。

③ 病在经络痼痹者，取以锋针：《太素》卷二十二《九针所主》《甲乙》卷五第二并无此句。

④ 以：原作“日”，明赵府本同，据元本、《甲乙》卷五第二改。

巨刺者，左取右，右取左。九曰焠刺，焠刺者，刺燔针则取痹也[①]。

凡刺有十二节，以应十二经。一曰偶刺，偶刺者，以手直心若背，直痛所，一刺前，一刺后，以治心痹，刺此者，傍针之也。二曰报刺，报刺者，刺痛无常处也，上下行者，直内无拔针，以左手随病所按之，乃出针复刺之也。三曰恢刺，恢刺［者］，直刺傍之，举之前后，恢筋急，以治筋痹也。四曰[②]齐刺，齐刺者，直入一，傍入二，以治寒［热］气小深者。或曰三刺，三刺者，治痹气小深者也。五曰阳（扬）刺，阳（扬）刺者，正纳一，傍纳四，而浮之，以治寒［热］气之博大者也。六曰直针刺，直针刺者，引皮乃刺之，以治寒气之浅者也。七曰输刺，输刺者，直入直出，稀发针而深之，以治气盛而热者也。八曰短刺，短刺者，刺骨痹，稍摇而深之，致针骨所，以上下摩骨也。九曰浮刺，浮刺者，傍入而浮之，以治肌急而寒者也。十曰阴刺，阴刺者，左右卒[③]（率）刺之，以治寒厥，中寒厥，［取］足踝后少阴也。十一曰傍针刺，傍针刺者，直刺傍刺各一，以治留痹久居者也。十二曰赞刺，赞刺者，直入直出，数发针而浅之出血，是谓治痈肿也。

脉之所居深不见者，刺之微纳针而久留之，以致其空脉气也。脉浅者勿刺，按绝其脉乃刺之，无令精出，独出其邪气耳。所谓三刺则谷气出者，先浅刺绝皮，以出阳邪；再刺则阴邪出者，少益深，绝皮致肌肉，未入分肉间也；已入分肉之间，则谷气出。故《刺法》曰：始刺浅之，以逐邪气而来血气[④]；后刺深之，以致阴气之邪[⑤]；最后

---

① 刺燔针则取痹也：《甲乙》卷五第二作“燔针取痹气也”。

② 曰：原作“四”，据明赵府本改。

③ 卒：原作“率”，据《素问·长刺节论》新校正引《甲乙》改。

④ 以逐邪气而来血气：《甲乙》卷五第二作“以逐阳邪之气”。

⑤ 以致阴气之邪：《甲乙》卷五第二作“以致阴邪之气”。

刺极深之，以下谷气。此之谓也。故用针者，不知年之所加，气之盛衰，虚实之所起，不可以为工也。

凡刺有五，以应五脏。一曰半刺，半刺者，浅纳而疾发针，无针伤肉①，如拔毛状，以取皮气，此肺之应也。二曰豹文刺，豹文刺者，左右前后针之，中脉为故，以取经络之血者，此心之应也。三曰关刺，关刺者，直刺左右，尽筋上，以取筋痹，慎无出血，此肝之应也，或曰渊刺，一曰岂刺。四曰合②刺，合刺者，左右鸡足，针于分肉之间，以取肌痹，此脾之应也。五曰输刺，输刺者，直入直出，深内之至骨，以取骨痹，此肾之应也。

---

① 无针伤肉：《太素》卷二十二《五刺》作“毋令针伤多”，义胜。
② 合：原作“合谷”，据《太素》卷二十二《五刺》及杨注删“谷”字。

新刊黄帝内经灵枢·卷第四

本神第八法风

黄帝问于岐伯曰：凡刺之法，必先①本于神。血、脉、营、气、精神，此五脏之所藏也，至其淫泆离脏则精失，魂魄飞扬，志意悗②（恍）乱，智虑去身者，何因而然乎？天之罪与？人之过乎？何谓德、气、生、精、神、魂、魄、心、意、志、思、智、虑？请问其故。岐伯答曰：天之在我者德也，地之在我者气也，德流气薄而生者也，故生之来谓之精，两精相搏谓之神，随神［而］③往来者谓之魂，并精而出入者谓之魄，所以任物者谓之心，心有所忆谓之意，意之所存谓之志，因志而存变谓之思，因思而远慕谓之虑，因虑而处物谓之智。故智者之养生也，必顺四时而适寒暑，和喜怒而安居处，节阴阳而调柔刚（刚柔），如是则僻邪不至，长生久视。

---

① 必先：《甲乙》卷一第一同。元本、明赵府本并作“先必”。

② 悗：原作“恍”。本篇末史崧《音释》出“悗乱”一词，据改。

③ 而：原脱，据《素问·宣明五气论》王注引《灵枢》文补。

是故怵惕[1]思虑者[2]，流淫而不止固[3]。悲哀动中者，竭绝而失生。喜乐者，(神)[4] 惮散而不藏。愁忧者，(气) 闭塞而不行。盛怒者，迷惑而不治。恐惧者，(神) 荡惮而不收。

心怵惕思虑则伤神，神伤则恐惧自失，破䐃（䐃）脱肉，毛悴色夭，死于冬。脾愁忧而不解则伤意，意伤则悗乱，四肢不举，毛悴色夭，死于春。肝悲哀动中则伤魂，魂伤则狂忘[5]不精，不精则不正当，人[6]阴缩而挛筋，两胁骨不举[7]，毛悴色夭，死于秋。肺喜乐无极则伤魄，魄伤则狂，狂者意不存，[其] 人皮革焦，毛悴色夭，死于夏。肾盛怒而不止则伤志，志伤则喜忘其前言，腰脊 [痛][8] 不可以俯仰屈伸，毛悴色夭，死于季夏。恐惧而不解则伤精，精伤则骨酸痿厥，精时自下。是故五脏主藏精，[藏精] 者[9]不可伤，伤则失守而阴虚，阴虚则无气，无气则死矣。是故用针者，察观病人之态，以知精神魂魄之存亡得失之意，五者以伤，针不可以治之也。

---

① 惕：明赵府本作“惕”。下同。

② 者：下原有“则伤神，神伤则恐惧”八字，系下段文重出于此，据《太素》卷六首篇删。

③ 固：原作“因”，属下读。据《太素》卷六首篇“流淫而不固”改，应原为小注，标“止”之异文。

④ 神：《太素》卷六首篇无，疑为后人注文混入正文。下“气”“神”同。

⑤ 忘：《太素》卷六首篇、《甲乙》卷一第一并作“妄”。

⑥ 不精则不正当，人：《太素》卷六首篇作“不敢正当人”。《甲乙》卷一第一作“其精不守，令人”。

⑦ 骨不举：《太素》卷六首篇无“不”字，《甲乙》卷一第一作“肋骨不举”。

⑧ 痛：原脱。据《脉经》卷三第五、《千金》卷十九第一补。

⑨ 藏精者：原作“者也”，属上读。据《素问·上古天真论》王注引《灵枢》改。

肝藏血，血舍魂，肝气虚则恐，实则怒。脾藏营，营舍意，脾气虚则四肢不用，五脏不安，实则腹胀，经①溲不利。心藏脉，脉舍神，心气虚则悲［不已］②，实则笑不休。肺藏气，气舍魄，肺气虚则鼻塞不利③少气，实则喘喝胸盈④仰息。肾藏精，精舍志，肾气虚则厥［逆］，实则胀［满］，五脏不安⑤。必审［察］五脏之病形，以知其气之虚实，而谨（谨而）调之也。

终始第九法野

凡刺之道，毕于《终始》，明知《终始》，五脏为纪，阴阳定矣。阴者主脏，阳者主腑，阳受气于四末，阴受气于五脏。故泻者迎之，补者随之，知迎知随，气可令和。和气之方，必通阴阳，五脏为阴，六腑为阳。传之后世，以血为盟，敬之者昌，慢之者亡，无道行私，必得夭殃。谨奉天道，请言《终始》。

《终始》者，经脉为纪。持其脉口人迎，以知阴阳有余不足，平与不平，天道毕矣。所谓平人者不病，不病者，脉口人迎应四时也，

---

① 经：《太素》同，杨注谓“女子月经”。《甲乙》卷一第一、《素问 · 调经论》王注引《针经》并作“泾”。

② 不已：原脱，据《脉经》卷六第三、《千金》卷十三第一补。

③ 鼻塞不利：《太素》卷六首篇作“息利”。《甲乙》卷一第一作“鼻息不利”。《素问 · 调经论》王注引《针经》作“鼻息利”。

④ 盈：《甲乙》卷一第一、《太素》卷六首篇、《素问 · 调经论》王注引《针经》并作“凭”。

⑤ 五脏不安：《脉经》卷六第九、《千金》卷十九第一并作“四肢正黑”。上“逆”“满”二字亦据此两书补。

上下相应而俱往来也，六经之脉不结动也，本末之寒温①相守司也，形肉血气必相称也，是谓平人。

少气者，脉口人迎俱少而不称尺寸也。如是者，则阴阳俱不足，补阳则阴竭，泻阴则阳脱。如是者，可将以甘药，不［愈］，可饮以至剂。如此者，弗灸，不已者②因而泻之，则五脏气坏矣。

人迎一盛，病在足少阳；一盛而躁，病在手少阳。人迎二盛，病在足太阳；二盛而躁，病在手太阳。人迎三盛，病在足阳明；三盛而躁，病在手阳明。人迎四盛，且大且数，名曰溢阳，溢阳为外格。脉口一盛，病在足厥阴③；一盛而躁，在手心主。脉口二盛，病在足少阴；二盛而躁，在手少阴。脉口三盛，病在足太阴；三盛而躁，在手太阴。脉口四盛，且大且数者，名曰溢阴，溢阴为内关，内关不通死不治。人迎与太阴④脉口俱盛四倍以上，命曰关格，关格者与之短期。

人迎一盛，泻足少阳而补足厥阴，二泻一补，日一取之，必切而验之，疏⑤取之上，气和乃止。人迎二盛，泻足太阳补足少阴，二泻一补，二日一取之，必切而验之，疏取之上，气和乃止。人迎三盛，泻足阳明而补足太阴，二泻一补，日二取之，必切而验之，疏取［之］上，气和乃止。脉口一盛，泻足厥阴而补足少阳，二补一泻，日一取之，必切而验之，疏而取之上，气和乃止。脉口二盛，泻足少

① 温：下原有“之”字，据《甲乙》卷五第五、《太素》卷十四《人迎脉口诊》删。

② 弗灸，不已者：《太素》卷十四《人迎脉口诊》作“弗灸不已”，按杨注“灸”当作“久”。灸：原误作“炙”，明赵府本亦同，径改。

③ 厥阴：下原衍“厥阴”二字。据《甲乙》卷五第五、《太素》卷十四《人迎脉口诊》删。

④ 太阴：此二字是衍文，应据《素问·六节藏象论》王注引《灵枢》删。

⑤ 疏：《太素》卷十四《人迎脉口诊》作“躁”。为“踈”之误，“踈”通“疏”，应据改为“疏”。下同。

阴而补足太阳，二补一泻，二日一取之，必切而验之，疏取之上，气和乃止。脉口三盛，泻足太阴而补足阳明，二补一泻，日二取之，必切而验之，疏而取之上，气和乃止。所以日二取之者，太阴（阳）主胃，大富于谷气，故可日二取之也。人迎与脉口俱盛三①倍以上，命曰阴阳俱溢，如是者不开，则血脉闭塞，气无所行，流淫于中，五脏内伤。如此者，因而灸之，则变易而为他病矣。

凡刺之道，气调而止，补阴泻阳，音气益彰，耳目聪明，反此者血气不行。所谓气至而有效者，泻则益虚，虚者脉大如其故而不坚也，坚如其故者，适虽言快（故），病未去也。补则益实，实者脉大如其故而益坚也，大（夫）如其故而不坚者，适虽言快，病未去也。故补则实，泻则虚，痛虽不随针［减］，病必衰去。必先通十二经脉之所生病，而后可得传于终始矣。故阴阳不相移，虚实不相倾，取之其经。

凡刺之属，三刺至谷（气）。邪僻妄合，阴阳易居，逆顺相反，沉浮异处，四时不得，稽留淫泆，须针而去。故一刺则阳邪出，再刺则阴邪出，三刺则谷气至，谷气至而止。所谓谷气至者，已补而实，已泻而虚，故以知谷气至也。邪气独去者，阴与阳未能调，而病知愈也。故曰补则实，泻则虚，痛虽不随针［减］，病必衰去矣。

阴盛而阳虚，先补其阳，后泻其阴而和之。阴虚而阳盛，先补其阴，后泻其阳而和之。三脉动②于足大指之间，必审其实虚。虚而泻之，是谓重虚，重虚病益甚。凡刺此者，以指按之，脉动而实且疾者疾泻之，虚而徐者则补之。反此者病益甚。其动③也，阳明在上，厥

① 三：《甲乙》卷五第五作“四”。

② 动：《太素》卷二十二《三刺》作“重”。

③ 动：《太素》作“重”，同上。

阴在中，太（少）阴在下。膺腧中膺，背腧中背，肩膊[①]虚者，取之上。重舌，刺舌柱以铍针也。手屈而不伸者，其病在筋。伸而不屈者，其病在骨。在骨守骨，在筋守筋。

补［泻］须一方实，深取之，稀按其痏，以极出其邪气。一方虚，浅刺之，以养其脉，疾按其痏，无使邪气得入。邪气来也紧而疾，谷[②]气来也徐而和。脉实者，深刺之，以泄其气；脉虚者，浅刺之，使精气无得出，以养其脉，独出其邪气。刺诸痛者，［深刺之，诸痛者］其脉皆实。

故曰：从腰以上者，手太阴阳明皆主之；从腰以下者，足太阴阳明皆主之。病在上者下取之，病在下者高取之，病在头者取之足，病在腰[③]者取之腘。病生于头者头重，生于手者臂重，生于足者足重。治病者，先刺其病所从生者也。

春气在［毫］毛，夏气在皮肤，秋气在分肉，冬气在筋骨，刺此病者各以其时为齐。故刺肥人者[④]，［以］秋冬之齐；刺瘦人者，以春夏之齐。病痛者阴也，痛而以手按之不得者阴也，深刺之。痒者阳也，浅刺之[⑤]。病在上者阳也，病在下者阴也。

病先起［于］阴者，先治其阴而后治其阳；病先起［于］阳者，

---

① 膊：《太素》卷二十二《三刺》《甲乙》卷五第五并作“髆”。《说文·骨部》：“髆，肩甲也。”

② 谷：元本、《太素》卷二十二《三刺》《甲乙》卷五第五并同。明赵府本误作“邪”。

③ 腰：元本、《太素》卷二十二《三刺》《甲乙》卷五第五并同。明赵府本作“足”。

④ 者：《太素》卷二十二《三刺》《甲乙》卷五第五下有“以”字，属下读。应据补。

⑤ 痒者阳也，浅刺之：原在“病在下者阴也”之后，据《甲乙》卷五第五移至此。

先治其阳而后治其阴。刺热厥者，留针反为寒；刺寒厥者，留针反为热。刺热厥者，二阴一阳；刺寒厥者，二阳一阴。所谓二阴者，二刺阴也；一阳者，一刺阳也。久病者，邪气入深。刺此病者，深纳而久留之，间日而复刺之，必先调其左右，去其血脉，刺道毕矣。

凡刺之法，必察其形气。形肉未脱，少气而脉又躁，躁厥①者，必为缪刺之，散气可收，聚气可布。深居静处，占②神往来，闭户塞牖，魂魄不散，专意一神，精气不（之）分，毋闻人声，以收其精，必一其神，令志在针，浅而留之，微而浮之，以移其神，气至乃休。男内女外③，坚拒勿出，谨守勿内，是谓得气。

凡刺之禁：新纳勿刺，已（新）刺勿纳。大（已）醉勿刺，已刺勿醉。大（新）怒勿刺，已刺勿怒。大（新）劳勿刺，已刺勿劳。大（已）饱勿刺，已刺勿饱。大（已）饥勿刺，已刺勿饥。大（已）渴勿刺，已刺勿渴。大惊大恐，必定其气，乃刺之。乘车来者，卧而休之，如食顷乃刺之。步（出）行来者，坐而休之，如行十里顷乃刺之。凡此十二禁者，其脉乱气散，逆其营卫，经气不次，因而刺之，则阳病入于阴，阴病出为阳，则邪气复生。粗工勿察，是谓伐形（身），身（形）体淫泺（泆），乃消脑髓，津液不化，脱其五味，是谓失气也。

太阳之脉，其终也，戴眼反折瘛疭，其色白，绝皮乃绝汗，绝汗④则终矣。少阳终者，耳聋，百节尽纵，目［睘］系绝，系⑤绝一

---

① 厥：《甲乙》卷五第五校注云“厥一作‘疾’字”。义长。

② 占：《太素》卷二十二《三刺》作“与”。

③ 男内女外：《甲乙》卷五第五作“男女内外”。篇后史崧《音释》云“《难经》作男外女内”。

④ 绝皮乃绝汗，绝汗：此七字应据《素问·诊要经终论》及《甲乙》卷二第一上改为“绝汗乃出，出”五字。

⑤ 系：下原有“目”字，据《素问·诊要经终论》及《甲乙》卷二第一上删。

日半则死矣，其死也，色青白乃死。阳明终者，口目动作，喜惊妄言，色黄，其上下之经盛而不行①则终矣。少阴终者，面黑齿长而垢，腹胀闭塞，上下不通而终矣。厥阴终者，中热嗌干，喜溺心烦，甚则舌卷卵上缩而终矣。太阴终者，腹胀闭，不得息，气噫善呕②，呕则逆，逆则面赤，不逆则上下不通，上下不通则面黑皮毛燋而终矣。

---

① 行：《素问·诊要经终论》作“仁”。

② 气噫善呕：《素问·诊要经终论》新校正引《灵枢》作“善噫，噫则呕”。

新刊黄帝内经灵枢·卷第五

经脉第十

雷公问于黄帝曰：《禁服①》之言，凡刺之理，经脉为始，营其所行，知（制）其度量，内次五脏，外别六腑②，愿尽闻其道。黄帝曰：人始生，先成精，精成而脑髓生，骨为干，脉为营，筋为刚③，肉为墙，皮肤坚而毛发长，谷入于胃，脉道以通，血气乃行。雷公曰：愿卒闻经脉之始生。黄帝曰：经脉者，所以能决死生，处百病，调虚实，不可不通［也］。

肺手太阴之脉，起于中焦，下络大肠，还循胃口，上隔属肺，从肺系横出腋下，下循臑内，行少阴心主之前，下肘中，循臂内上骨下廉，入寸口，上鱼，循鱼际，出大指之端；其支者，从腕后直出次指内廉，出其端。是动则病肺胀满，膨膨而喘咳，缺盆中痛，甚则交两手而瞀，此为臂厥。是主肺所生病者，咳，上气喘喝（渴），烦心胸满，臑臂内前廉痛厥，掌中热。气盛有余，则肩背痛风寒，汗出中

---

① 服：原作“脉”，据《太素》卷八《经脉连环》改。本书有《禁服》篇。

② 内次五脏，外别六腑：本书《禁服》“次”“别”均作“刺”。《太素》卷八《经脉连环》“外别”作“别其”。

③ 刚：依文义，应作“纲”。

风，小便数而欠①。气虚则肩背痛寒，少气不足以息，溺色变。为此诸病，盛则泻之，虚则补之，热则疾之，寒则留之，陷下则灸之，不盛不虚，以经取之。盛者寸口大三倍于人迎，虚者则寸口反小于人迎也。

大肠手阳明之脉，起于大指次指之端，循指上廉，出合谷两骨之间，上入两筋之中，循臂上廉，入肘外廉，上臑外前廉，上肩，出髃骨之前廉，上出于柱骨之会上，下入缺盆，络肺，下隔属大肠；其支者，从缺盆［直］上［至］颈贯颊，入下齿中，还出挟口，交人中，左之右，右之左，上挟鼻孔。是动则病齿痛颈肿。是主津②所生病者，目黄口干，鼽衄，喉痹，肩前臑痛，大指次指痛不用。气盛有余则当脉所过者热肿，虚则寒栗不复。为此诸病，盛则泻之，虚则补之，热则疾之，寒则留之，陷下则灸之，不盛不虚，以经取之。盛者人迎大三倍于寸口，虚者人迎反小于寸口也。

胃足阳明之脉，起于鼻③，交頞中，旁④内一本作约字太阳之脉，下循鼻外，入上齿中，还出挟口环唇，下交承浆，却循颐后下廉，出大迎，循颊车，上耳前，过客主人，循发际，至额颅；其支者，从大迎前下人迎，循喉咙，入缺盆，下膈属胃络脾；其直者，从缺盆下乳内廉，下挟脐，入气街中；其支者，起于胃口，下循腹里⑤，下至气街中而合，以下［入］髀关，抵伏兔，下膝膑中，下循胫外廉，下足跗，入中指内间；其支者，下膝（廉）三寸而别，［以］下入中指外间；其支者，别跗上，入大指间，出其端。是动则病洒洒振寒，善伸（呻）数

---

① 小便数而欠：《太素》卷八《经脉连环》作“不浃，数欠”。

② 津：下原有“液”字，据《太素》卷八《经脉连环》删。

③ 鼻：下原有“之”字，据《太素》卷八《经脉连环》、《素问·上古天真论》王注引《灵枢》删。

④ 旁：原作“劳”，据明赵府本改。

⑤ 起于胃口，下循腹里：《素问·厥论》等篇王注作“起胃下口，循腹里”。

欠，颜黑，病至则①恶人与火，闻木音（声）则惕然而惊，心动，欲②独闭户塞牖而处，甚则欲上③高而歌，弃衣而走，贲响腹胀，是为骭厥。是主血所生病者，狂疟④温淫汗出，鼽衄，口喎唇胗⑤，颈肿喉痹，大腹水⑥肿，膝膑肿痛，循膺、乳、气街、股、伏兔、骭外廉、足跗上皆痛，中指不用。气盛则身以前皆热，其有余于胃，则消谷善饥，溺色黄⑦。气不足则身以前皆寒栗，胃中寒则胀满。为此诸病，盛则泻之，虚则补之，热则疾之，寒则留之，陷下则灸之，不盛不虚，以经取之。盛者人迎大三倍于寸口，虚者人迎反小于寸口也。

脾足太阴之脉，起于大指之端，循指内侧白肉际，过核骨后，上内踝前廉，上腨（踹）内，循胫骨后，交出厥阴之前，上膝股内前廉，入腹属脾络胃，上膈，挟咽，连舌本⑧，散舌下；其支者，复从胃，别上膈，注心中。是动则病舌本强，食则呕，胃脘痛，腹胀善噫，得后与⑨气则快然如衰，身体皆重。是主脾所生病者，舌本痛，体不能动摇，食不下，烦心，心下急痛⑩，溏，瘕泄，水闭，黄疸，不能卧⑪，强立⑫股膝内肿［痛］厥，足大指不用。为此诸病，盛则

① 则：《素问·脉解》此下有“厥”字。
② 欲：原在上文“心”后“动”前，据《素问·脉解》移至此。
③ 上：《素问·阳明脉解》作“登”，《素问·脉解》作“乘”，义同。
④ 疟：《甲乙》卷二第一上作“瘈”。
⑤ 胗：《甲乙》卷二第一上作“紧”。
⑥ 大腹水：《太素》卷八《经脉连环》及杨注作“腹外”。
⑦ 黄：《太素》卷八《经脉连环》作“变”。
⑧ 本：原作“木”，据明赵府本改。
⑨ 与：《太素》卷八《经脉连环》作“出余”。
⑩ 急痛：《甲乙》卷二第一上其下有“寒疟”。
⑪ 不能卧：《甲乙》卷二第一上作“不能食，唇青”。
⑫ 立：《太素》卷八《经脉连环》作“欠”。

泻之，虚则补之，热则疾之，寒则留之，陷下则灸之，不盛不虚，以经取之。盛者寸口大三倍于人迎，虚者寸口反小于人迎［也］。

心手少阴之脉，起于心中，出属心系，下膈络小肠；其支者，从心系上挟咽［喉］①，繫目系；其直者，复从心系却上肺，上（下）出腋下，下循臑内后廉，行太阴心主之后，下肘内［廉］，循臂内后廉，抵掌后锐②骨之端，入掌内后廉，循小指之内出其端。是动则病嗌干心痛，渴而欲饮，是为臂厥。是主心所生病者，目黄胁［满］痛，臑臂内后廉痛厥，掌中热痛。为此诸病，盛则泻之，虚则补之，热则疾之，寒则留之，陷下则灸之，不盛不虚，以经取之。盛者寸口大再倍于人迎，虚者寸口反小于人迎也。

小肠手太阳之脉，起于小指之端，循手外侧上腕，出踝中，直上循臂骨下廉，出肘内侧两骨（筋）之间，上循臑外后廉，出肩解，绕肩胛，交肩上，入缺盆［，向腋下］络心，循咽下膈，抵胃属小肠；其支者，从缺盆循颈上颊，至目③锐眦，却入耳中；其支者，别颊上䪼抵鼻，至目内眦，斜络于颧④。是动则病嗌痛颔肿，不可以顾，肩似拔⑤，臑似折。是主液所生病者，耳聋目黄颊肿，颈颔肩臑肘臂外后廉痛。为此诸病，盛则泻之，虚则补之，热则疾之，寒则留之，陷下则灸之，不盛不虚，以经取之。盛者人迎大再倍于寸口，虚者人迎反小于寸口也。

膀胱足太阳之脉，起于目内眦，上额交巅［上］；其支者，从巅

---

① 喉：原脱，据《素问·咳论》等篇王注补。

② 锐：原作“脱”，明赵府本同，据《太素》卷八《经脉连环》、《甲乙》卷二第一改。

③ 目：原作“日”，据明赵府本改。

④ 颧：原作“顾”，据明赵府本改。

⑤ 拔：原作“技”，据明赵府本改。

至耳上角①；其直者，从巅入络脑，还出别下项，循肩髆内，挟脊②抵腰中，入循膂，络肾属膀胱；其支者，从腰中下挟脊贯臀，入腘中；其支者，从髆内左右，别下贯胛（胛），挟脊内，过髀枢，循髀外③后廉下合腘中，以下贯腨（踹）内，出外踝之后，循京骨，至小指外侧。是动则病冲头痛，目似脱，项似（如）拔，脊痛腰似折，髀不可以曲④，腘如结，踹如裂，是为踝厥。是主筋所生病者，痔疟狂癫疾，头囟项痛，目黄泪出鼽衄，项背腰尻腘踹脚皆痛，小指不用。为此诸病，盛则泻之，虚则补之，热则疾之，寒则留之，陷下则灸之，不盛不虚，以经取之。盛者人迎大再倍于寸口，虚者人迎反小于寸口也。

肾足少阴之脉，起于小指之下，斜趣（邪走）足心，出于然骨（谷）之下，循内踝之后，别入跟中，以上踹内，出腘内廉，上股内后廉，贯脊属肾络膀胱；其直者，从肾上贯肝膈，入肺中，循喉咙，挟舌本；其支者，从肺出络心，注胸中。是动则病饥不欲食，面如漆柴⑤，咳唾则有血，喝喝而喘，坐而欲起，目䀮䀮如无所见，心如悬若饥状，气不足则善恐，心惕惕如人将捕之，是为骨厥。是主肾所生病者，口热舌干，咽肿上气，嗌干及痛，烦心心痛，黄疸⑥肠澼，脊股⑦内后廉痛，痿厥嗜卧，足下热而痛。为此诸病，盛则泻之，虚则

① 角：元本同。明赵府本作“循”。

② 挟脊：《甲乙》卷二第一上作“会于后阴”。

③ 外：下原有“从”字，据《甲乙》卷二第一上、《太素》卷八《经脉连环》删。

④ 曲：《素问·至真要大论》作“回”。《太素》卷八《经脉连环》作“迴”，字同。

⑤ 如漆柴：《甲乙》卷二第一上作“黑如炭色”。《太素》卷八《经脉连环》作“黑如地色”。

⑥ 疸：元本同。明赵府本误作“疽”。

⑦ 股：明赵府本作“股”。

补之，热则疾之，寒则留之，陷下则灸之，不盛不虚，以经取之。灸则强食生肉，缓带披发，大杖重履而步。盛者寸口大再倍于人迎，虚者寸口反小于人迎也。

心主手厥阴心包络之脉，起于胸中，出属心包络，下膈，历络三焦；其支者，循胸出[1]胁，下腋三寸，上抵腋［下］，下循臑内，行太阴少阴之间，入肘中，下［循］臂行两筋之间，入掌中，循中指出其端；其支者，别掌中，循小指次指出其端。是动则病手心热，臂肘挛急，腋肿，甚则胸胁支满[2]，心中憺憺[3]大[4]动，面赤目黄，喜笑不休。是主［心包］脉所生病者，烦心心痛，掌中热。为此诸病，盛则泻之，虚则补之，热则疾之，寒则留之，陷下则灸之，不盛不虚，以经取之。盛者寸口大一倍于人迎，虚者寸口反小于人迎也。

三焦手少阳之脉，起于小指次指之端，上出两指之间，循手表腕，出臂外两骨之间，上贯肘，循臑外上肩，而交出足少阳之后，入缺盆，布膻中，散络（落）心包，下膈，偏（循）属三焦；其支者，从膻中上出缺盆，上项，系[5]耳后直上，出耳上角，以屈下颊[6]至□；其支者，从耳后入耳中，出走耳前，过客主人前，交颊，至目[7]锐眦。是动则病耳聋浑浑焞焞[8]，嗌肿喉痹。是主气所生病者，汗出，

---

① 出：原作“中”，据明赵府本改。

② 胸胁支满：《太素》卷八《经脉连环》作“胸中满”。

③ 憺憺：《太素》卷八《经脉连环》作“澹澹”，杨注“澹，水摇，又动也”。

④ 大：原作“火”，据元本改。《太素》卷八《经脉连环》亦同。

⑤ 系：《甲乙》卷二第一上作“侠”。《太素》卷八《经脉连环》杨注云“有本作侠也”。

⑥ 颊：《甲乙》卷二第一上作“额”。

⑦ 目：原作“自”，据明赵府本改。

⑧ 焞焞：《太素》卷八《经脉连环》作“淳淳”，杨注“浑浑淳淳，耳聋声也”。

目锐眦痛，颊痛，耳后肩臑肘臂外皆痛，小指次指不用。为此诸病，盛则泻之，虚则补之，热则疾之，寒则留之，陷下则灸之，不盛不虚，以经取之。盛者人迎大一倍于寸口，虚者人迎反小于寸口也。

胆足少阳之脉，起于目锐眦，上抵头角，下耳后，循颈行手少阳之前，至肩上，却交出手少阳之后，入缺盆；其支者，从耳后入耳中，出走耳前，至目锐眦后；其支者，别锐眦，下大迎，合于手少阳，抵于䪼，下加颊车，下颈合缺盆以下胸中，贯膈络肝属胆，循胁里，出气街，绕毛际，横入髀厌中；其直者，从缺盆下腋，循胸过季胁，下合髀厌中，以下循髀阳，出膝外廉，下外辅骨之前，直下抵绝骨之端，下出外踝之前，循足跗上，出小指次指之端①；其支者，别跗上，入大指之间，循大指歧骨内出其端，还贯爪甲，出三毛。是动则病口苦，善太息，心胁痛不能转侧，甚则面微有②尘，体无膏泽，足外反热，是为阳厥。是主骨所生病者，头痛③颔痛，目锐眦痛，缺盆中肿痛，腋下肿，马刀侠瘿，汗出振寒，疟，胸胁肋髀膝外至胫绝骨外踝④前及诸节皆痛，小指次指不用。为此诸病，盛则泻之，虚则补之，热则疾之，寒则留之，陷下则灸之，不盛不虚，以经取之。盛者人迎大一倍于寸口，虚者人迎反小于寸口也。

肝足厥阴之脉，起于大指丛⑤毛之际，上循足跗上廉，去内踝一寸，上踝八寸，交出太阴之后，上腘内廉，循股阴入毛中，环（过）阴器，抵少（小）腹，挟胃属肝络胆，上贯膈，布胁肋，循喉咙之

---

① 出小指次指之端：原作“入小指次指之间”，据《素问·阴阳离合论》王注引《灵枢》改。

② 微有：《太素》卷八《经脉连环》无。《甲乙》卷二第一上无“有”字。

③ 头痛：《太素》卷八《经脉连环》作“头角”。

④ 踝：明赵府本作“髁”。

⑤ 丛：《素问·阴阳离合论》王注引《灵枢》作“聚”。

后，上入颃颡，连目系，上出额，与督脉会于［巅，其支者，从小腹与太阴、少阳结于腰髁下夹脊第三、第四骨孔中］①；其支者，从目系下颊里，环唇内；其支者，复从肝别贯膈，上注肺［中］。是动则病腰痛不可以俯仰，丈夫㿉②疝，妇人少腹肿，甚则嗌干，面尘脱色。是［主］肝所生病者，胸满呕逆飧泄③，狐疝遗溺闭癃。为此诸病，盛则泻之，虚则补之，热则疾之，寒则留之，陷下则灸之，不盛不虚，以经取之。盛者寸口大一倍于人迎，虚者寸口反小于人迎也。

手太阴气绝则皮毛焦。太阴者，行气温于皮毛者也，故气不荣则皮毛焦，皮毛焦则津液去皮节，津液去皮节者则爪枯毛折，毛折者则毛先死。丙笃丁死，火胜金也。

手少阴气绝则脉不通。脉不通则血不流，血不流则髦色不泽，故其面黑如漆柴④者，血先死。壬笃癸死，水胜火也。

足太阴气绝者则脉不荣肌肉。唇舌⑤者，肌肉之本也，脉不荣则肌肉软，肌肉软则舌萎人中满，人中满则唇反，唇反者肉先死。甲笃乙死，木胜土也。

足少阴气绝则骨枯。少阴者，冬脉也，伏行而濡骨髓者也，故骨不濡则肉不能著［骨］也。骨肉不相亲则肉软［而］却，肉软却故齿长而垢，发无［润］泽，发［润］无泽者骨先死。戊笃己死，土胜水也。

---

① 其支者……骨孔中：此二十五字据《甲乙》卷二第一上校语及《素问·刺腰痛篇》王注补。

② 㿉：《素问·脉解》、《甲乙》卷二第一上作“癞”。《太素》卷八《经脉连环》作“颓”。

③ 飧泄：《甲乙》卷二第一上作“洞泄”。

④ 漆柴：《甲乙》卷二第一上作“黧”。

⑤ 肌肉。唇舌：《甲乙》卷二第一上作“其口唇。口唇”。

足厥阴气绝则筋绝。厥阴者，肝脉也，肝者筋之合也，筋者聚于阴器[①]（气），而脉络于舌本也，故脉弗荣则筋［缩］急，筋［缩］急则引舌与卵，故唇青舌卷卵缩则筋先死。庚笃辛死，金胜木也。

五阴气俱绝则目系转，转则目运，目运者为志先死，志先死则远一日半死矣。六阳气［俱］绝，则阴与阳相离，离则腠理发泄，绝汗乃出，［大如贯珠，转出不流，即气先死。］故旦占夕死，夕占旦死。［此十二经之败也。］

经脉十二者，伏行分肉之间，深而不见；其常见者，足太阴过于内[②]（外）踝之上，无所隐故也。诸脉之浮而常见者，皆络脉也。六经络手阳明少阳之大络，起于五指间，上合肘中。饮酒者，卫气先行皮肤，先充络脉，络脉先盛，故卫气已平，营气乃满，而经脉大盛。脉之卒然动者，皆邪气居之，留于本末。不动则热，不坚则陷且空，不与众同，是以知其何脉之动[③]也。

雷公曰：何以知经脉之与络脉异也？黄帝曰：经脉者常不可见也，其虚实也，以气口知之。脉之见者皆络脉也。

雷公曰：细子无以明其然也。黄帝曰：诸络脉皆不能经大节之间，必行绝道而出，入复合于皮中，其会皆见于外，故诸刺络脉者，必刺其结上，甚血者虽无结，急取之，以泻其邪而出其血，留之发为痹也。

凡诊络脉，脉色青则寒且痛，赤则有热。胃中寒，手鱼之络多青矣；胃中有热，鱼际络赤[④]；其暴[⑤]黑者，留久痹也；其有赤有黑有

---

① 器：原作“气”，据《素问·诊要经终论》王注、《甲乙》卷二第一上改。

② 内：原作“外”，据《太素》卷九《经络别异》改。

③ 动：《太素》卷九《经络别异》作“病”。

④ 鱼际络赤：《太素》卷九《经络别异》作“鱼络亦赤”。

⑤ 暴：《太素》卷九《经络别异》作“鱼”。

青者，寒热气也；其青［而小］短者，少气也。凡刺寒热者，皆多血络，必间日而一取之，血尽而止，乃调其虚实。其小而短者少气，甚者泻之则闷，闷甚则仆不得言，闷则急坐之也。

手太阴之别，名曰列缺，起于腕上分间，并太阴之经直入掌中，散入于鱼际。其病实则手锐掌热，虚则欠㰦，小便遗数，取之去腕寸半①，别走阳明也。

手少阴之别，名曰通里，去腕一寸②，别而上行，循经入于心中，系舌本，属目系。其实则支膈，虚则不能言，取之腕（掌）后一寸，别走太阳也。

手心主之别，名曰内关，去腕二寸，出于两筋之间，［别走少阳③，］循经以上，系于心包，络心系。实则心痛，虚则为头强④，取之两筋间也。

手太阳之别，名曰支正，去（上）腕五寸，内注⑤少阴；其别者，上走肘，络肩髃。实则节弛肘废，虚则生肬，小者如指痂疥，取之所别也。

手阳明之别，名曰偏历，去腕三寸，别走（入）太阴；其别者，上循臂，乘肩髃，上曲颊偏齿；其别者，入耳会（合）于宗脉。实则龋［齿耳］聋，虚则齿寒痹隔，取之所别也。

手少阳之别，名曰外关，去腕二寸，外绕臂，注胸中，合心主。

---

① 寸半：原作“半寸”，《太素》卷九《十五络脉》作“一寸半内”，据改。

② 一寸：原作“一寸半”，据《太素》卷九《十五络脉》改，与下文“取之掌后一寸”相合。

③ 别走少阳：原脱。据《太素》卷九《十五络脉》杨注引明堂文补。

④ 头强：《太素》卷九《十五络脉》作“烦”。《甲乙》卷三第二十五作“烦心”。应据改。

⑤ 注：原作“註”，据明赵府本改。

病实则肘挛，虚则不收，取之所别也。

足太阳之别，名曰飞阳，去踝七寸，别走少阴。实则鼻（鼽）窒头背痛；虚则鼽衄，取之所别也。

足少阳之别，名曰光明，去踝五寸，别走厥阴，下［并经］络足跗［上］。实则厥，虚则痿躄，坐不能起，取之所别也。

足阳明之别，名曰丰隆，去踝八寸，别走太阴；其别者，循胫骨外廉，上络头项，合诸经之气，下络喉嗌。其病气逆则喉痹卒（瘁）喑，实则狂巅，虚则足不收，胫枯，取之所别也。

足太阴之别，名曰公孙，去本节之后一寸，别走阳明；其别者，入络肠胃。厥气上逆则霍乱，实则腹（肠）中切痛，虚则鼓胀，取之所别也。

足少阴之别，名曰大钟，当踝后绕跟，别走太阳；其别者，并经上走于心包①，下外贯腰脊。其病气逆则烦闷，实则闭癃，虚则腰痛，取之所别②也。

足厥阴之别，名曰蠡沟，去内踝五寸，别走少阳；其别者，循经（径胫）上睾，结于茎。其病气逆则睾肿卒疝，实则挺长，虚则暴痒，取之所别也。

任③脉之别，名曰尾翳，下鸠尾，散于腹。实则腹皮痛，虚则痒搔，取之所别也。

督脉之别，名曰长强，挟膂上项，［上］散头上，下当肩胛左右，别走太阳，入贯膂。实则脊强，虚则头重，高摇之，挟脊之有过

---

① 别者，并经上走于心包：《素问·缪刺论》王注作“其络支别者，并正经从肾上贯肝鬲走于心包”。

② 别：明赵府本下衍“者”字。

③ 任：原作“住”，明赵府本同，据元本改。

者①，取之所别也。

脾之大络，名曰大包，出渊腋下三寸，布胸胁。实则身尽痛，虚则百节皆②纵。此脉若罗络之血者，皆取之脾之大络脉也。

凡此十五络者，实则必见，虚则必下，视之不见，求之上下，人经不同，络脉异所别也。

---

① 高摇之，挟脊之有过者：《甲乙》卷二第一下校语云“《九墟》无此九字”。

② 皆：上原有“尽”字，疑涉下而衍，据《甲乙》卷二第一下、《太素》卷九《十五络脉》删。

新刊黄帝内经灵枢·卷第六

经别第十一

黄帝问于岐伯曰：余闻人之合于天道也，内有五脏，以应五音、五色、五时、五味、五位也；外有六府，以应六律，六律建阴阳诸经而合之十二月、十二辰、十二节、十二经水、十二时、十二经脉者，此五脏六腑之所以应天道也。夫十二经脉者，人之所以生，病之所以成，人之所以治，病之所以起，学之所始，工之所止也，粗之所易，工（上）之所难也。请问其离合出入奈何？岐伯稽首再拜曰：明乎哉问也！此粗之所过，工（上）之所息①也，请卒言之。

足太阳之正，别入于腘中，其一道下尻五寸，别入于肛，属于膀胱，散之肾，循膂当心入散；直者，从膂上出于项，复属于太阳，此为一经也。足少阴之正，至腘中，别走太阳而合，上至肾，当十四顀②，出属带脉；直者，系舌本，复出于项，合于太阳，此为一合。或（成）以诸阴之别，皆为正也。

足少阳之正，绕髀入毛际，合于厥阴；别者，入季胁之间，循胸里，属胆，散之上肝，贯心，以上挟咽，出颐颔中，散于面，繫目

① 息：《甲乙》卷二第一下作“悉”。

② 顀：原作“倾”，据明赵府本改。

系，合少阳于外眦①也。足厥阴之正，别跗上，上至毛际，合于少阳，与别俱行，此为二合②也。

足阳明之正，上至髀，入于腹里，属胃，散之脾，上通于心，上循咽出于口，上頞䪼，还繫目系，合于阳明也。足太阴之正，别上至髀，合于阳明，与别俱行，上络（结）于咽，贯舌中，此为三合也。

手太阳之正，指地，别于肩解，入腋走心，系小肠也。手少阴之正，别入于渊腋两筋之间，属于心，上走喉咙，出于面③，合目内眦，此为四合也。

手少阳之正，指天，别于巅，入缺盆，下走三焦，散于胸中也。手心主之正，别下渊腋三寸，入胸中，别属三焦，上（出）循喉咙，出耳后，合少阳完骨之下，此为五合也。

手阳明之正，从手循膺乳，别［上］于肩髃，入柱骨下，走大肠，属于肺，上循喉咙，出缺盆，合于阳明也。手太阴之正，别入渊腋少阴之前，入走肺，散之太阳④，上出缺盆，循喉咙，复合阳明，此［为］六合也。

经水第十二

黄帝问于岐伯曰：经脉十二者，外合于十二经水，而内属于五脏六腑。夫十二经水者，其有大小、深浅、广狭、远近各不同⑤，五脏

---

① 眦：原作“背”，据明赵府本改。

② 二合：原作“一合”，明赵府本同，据元本改。

③ 面：原作“而”，据明赵府本改。

④ 太阳：明赵府本同。《太素》卷九《经脉正别》作“大肠”。

⑤ 同：元本同，明赵府本作“固”。

六腑之高下、小大、受谷之多少亦不等，相应奈何？夫经水者，受水而行之；五脏者，合神气魂魄而藏之；六府者，受谷而行之，受气而扬之；经脉者，受血而营之。合而以治奈何？刺之深浅，灸之壮数，可得闻乎？

岐伯答曰：善哉问也！天至高，不可度，地至广，不可量，此之谓也。且夫人生于天地之间，六合之内，此天之高，地之广也，非人力之所能度量而至也。若夫八尺之士，皮肉在此，外可度量切循而得之，其死可解剖而视之，其藏之坚脆，府之大小，谷之多少，脉之长短，血之清浊，气之多少，十二经之多血少气，与其少血多气，与其皆多血气，与其皆少血气，皆有大数。其治以针艾，各调其经气，固其常有合乎？

黄帝曰：余闻之，快于耳，不解于心，愿卒闻之。岐伯答曰：此人之所以参天地而应阴阳也，不可不察。

足太阳外合于清水，内属于膀胱①，而通水道焉。

足少阳外合于渭水，内属于胆。

足阳明外合于海水，内属于胃。

足太阴外合于湖水，内属于脾。

足少阴外合于汝水，内属于肾。

足厥阴外合于沔渑水，内属于肝。

手太阳外合于淮水，内属于小肠，而水道出焉②。

手少阳外合于漯水，内属于三焦。

手阳明外合于江水，内属于大肠。

手太阴外合于河水，内属于肺。

---

① 外合于清水，内属于膀胱：两“于”字明赵府本脱。下“手太阳”条同。

② 而水道出焉：《太素》卷五《十二水》作“而通水道焉”。

手少阴外合于济水，内属于心。

手心主外合于漳水，内属于心包。

凡此五脏六腑十二经水者，［皆］外有源泉而内有所禀，此皆内外相贯，如环无端，人经亦然。故天为阳，地为阴，腰以上为天，腰以下为地。故海①以北者为阴，湖以北者为阴中之阴，漳以南者为阳，河以北至漳者为阳中之阴，漯以南至江者为阳中之太阳，此一隅②之阴阳也，所以人与天地相参也。

黄帝曰：夫经水之应经脉也，其远近浅深，水血之多少各不同，合而以刺之奈何？岐伯答曰：足阳明，五脏六腑之海也，其脉大血多，气盛热壮，刺此者不深弗散，不留不泻也。足阳明刺深六分，留十呼。足太阳深五分，留七呼。足少阳深四分，留五呼。足太阴深三分，留四呼。足少阴深二分，留三呼。足厥阴深一分，留二呼。手之阴阳，其受气之道近，其气之来疾，其刺深者皆无过二分，其留皆无过一呼。其少长大小肥瘦，以心撩③之，命曰法天之常。灸之亦然。灸而过此者得恶火，则骨枯脉涩；刺而过此者，则脱气。黄帝曰：夫经脉之大小，血之多少，肤之厚薄，肉之坚脆，及腘（䐃）之大小，可为量度乎？岐伯答曰：其可为度量者，取其中度［者］也，不甚脱肉而血气不衰［者］也。若失（夫）度之人，痟④瘦而形肉脱者，恶可以度量刺乎。审切循扪按，视其寒温盛衰而调之，是谓因适而为之真也。

---

① 海：《太素》卷五《十二水》作“清”。

② 隅：《甲乙》卷一第七、《太素》卷五《十二水》作“州”。

③ 撩：《甲乙》卷一第一作“料”。史崧《音释》云“以心撩之，一本作以意料之”。

④ 痟：《太素》卷五《十二水》作“瘠”。

新刊黄帝内经灵枢·卷第七

经筋第十三

足太阳之筋，起于足小指，上结于踝，邪上结于膝，其下［者］循足外侧①，结于踵，上循跟，结于腘；其别者，结于腨（踹）外，上腘中内廉，与腘中并②上结于臀，上挟脊上项；其支者，别入结于舌本；其直者，结于枕骨，上头下颜，结于鼻；其支者，为目上纲（网），下结于頄。其［下］支者，从腋后外廉，结于肩髃；其支者，入腋下，上出缺盆，上结于完骨；其支者，出缺盆，邪上出于頄。其病小指支，跟踵（肿）痛，腘挛，脊反折，项筋急，肩不举，腋支，缺盆中纽痛，不可左右摇。治在燔针劫刺，以知为数，以痛为输，名曰仲春痹也。

足少阳之筋，起于小指次指，上结外踝，上循胫外廉，结于膝外廉；其支者，别起外辅骨，上走髀，前者结于伏兔之上，后者结于尻；其直者，上眇乘（乘眇）季胁，上走腋前廉，系于膺乳，结于缺盆；［其］直者，上出腋，贯缺盆，出太阳之前，循耳后，上额角，交巅上，下走颔，上结于頄；［其］支者，结于目［外］眦为外维。

---

① 侧：元本同。明赵府本作“踝”。

② 并：元本同。明赵府本误作“井”。

其病小指次指支转筋，引膝外转筋，膝不可屈伸，腘筋急，前引髀，后引尻，即上乘眇季胁痛，上引缺盆膺乳颈，维筋急，从左之右，右目不开，上过右角，并跷脉而行，左络于右，故伤左角，右足不用，命曰维筋相交。治在燔针劫刺，以知为数，以痛为输，名曰孟春痹也。

足阳明之筋，起于中三指，结于跗上，邪外上加于辅骨，上结于膝外廉，直上结于髀枢，上循胁，属脊；其直者，上循骭①，结于膝；其支者，结于外辅骨，合少阳；其直者，上循伏兔，上结于髀，聚于阴器，上腹而布，至缺盆而结，上颈，上挟口，合于頄，下结于鼻，上合于太阳，太阳为目上纲（网），阳明为目下纲（网）；其支者，从颊结于耳前。其病足中指支，胫转筋，脚跳坚，伏兔转筋，髀前肿，㿉②疝，腹筋急，引缺盆及颊，卒口僻（噼），急者目不合，热则筋纵，目不开。颊筋有寒，则急引颊移口；有热则筋弛纵缓，不胜收故僻。治之以马膏，膏其急者，以白酒和桂，以涂其缓者，以桑钩钩之，即以生桑灰③置之坎中，高下与（以）坐等，以膏熨急颊，且饮美酒，啖美炙肉，不饮酒者，自强也，为之三拊而已。治在燔针劫刺，以知为数，以痛为输，名曰季春痹也。

足太阴之筋，起于大指之端内侧，上结于内踝；其直者，上结（络）于膝内辅骨，上循阴股，结于髀，聚于阴器，上腹，结于脐，循腹里，结于肋（肋），散于胸中；其内者，着于脊。其病足大指支，内踝痛，转筋痛，膝内辅骨痛，阴股引髀而痛，阴器纽痛，上（下）引脐［与］两胁痛，引膺中与脊内痛。治在燔针劫刺，以知为数，

---

① 骭：原作“髀”，据明赵府本改。
② 㿉：原作“溃”，据明赵府本改。
③ 灰：《太素》卷十三《经筋》作“炭”。

以痛为输，命曰仲孟秋痹也。

足少阴之筋，起于小指之下［入足心］，并足太阴之筋，邪走内踝之下，结于踵，与太阳之筋合，而上结于内辅之下，并太阴之筋而上循阴股，结于阴器，循脊内挟膂，上至项，结于枕骨，与足太阳之筋合。其病足下转筋，及所过而结者皆痛及转筋。病在此者，主痫瘛及痉，在外者不能俯，在内者不能仰。故阳病者腰反折不能俯，阴病者不能仰。治在燔针劫刺，以知为数，以痛为输。在内者熨引饮药。此筋折纽，纽发数甚者，死不治，名曰孟（仲）秋痹也。

足厥阴之筋，起于大指之上，上结于内踝之前，上循胫，上结内辅之下，上循阴股，结于阴器，［结］络诸筋。其病足大指[①]支，内踝之前痛，内辅痛，阴股痛转筋，阴器不用，伤于内则不起，伤于寒则阴缩入，伤于热则纵挺不收。治在行水清阴气。其病转筋者，治在燔针劫刺，以知为数，以痛为输，命曰季秋痹也。

手太阳之筋，起于小指之上，结于腕，上循臂内廉，结于肘内锐骨之后，弹之应小指之上，入结于腋下；其支者，后走腋后廉，上绕肩胛[②]，循颈出足（走）太阳之［筋］前，结于耳后完骨；其支者，入耳中；［其］直者，出耳上，下结于颔，上属目外眦。其病［手］小指支［痛］，肘内锐骨后廉痛，循臂阴入腋下，腋下痛，腋后廉痛，绕肩胛引颈而痛，应耳中鸣痛，引颔目瞑，良久乃得视，颈筋急则为筋瘘[③]颈肿。寒热在颈者，治在燔针劫刺[④]，以知为数，以痛为

---

① 指：原作“捕”，据明赵府本改。

② 后走腋后廉，上绕肩胛：此九字《甲乙》卷二第六作“从腋走后廉，上绕臑外廉，上肩胛”。

③ 瘘：《太素》卷十三《经筋》、《甲乙》卷二第六并作“痿”。

④ 刺：下原有“之”字，据《太素》卷十三《经筋》、《甲乙》卷二第六删。

输，其为肿者，复而锐之[①]，名曰仲夏痹也。

手少阳之筋，起于小指次指之端，结于腕，上[②]循臂结于肘，上绕臑外廉，上肩走颈，合手太阳；其支者，当曲颊入系舌本；其支者，上曲牙，循耳前，属目外眦，上乘颔，结于角。其病当所过者即支转筋，舌卷。治在燔针劫刺，以知为数，以痛为输，名曰季夏痹也。

手阳明之筋，起于大指次指之端，结于腕，上循臂，上结于肘外，上臑，结于髃；其支者，绕肩胛，挟脊；[其]直者，从肩髃上颈；其支者，上颊，结于頄；[其]直者，上出手太阳之前，上左角，络头，下右颔。其病当所过者支痛及转筋，肩不举，颈不可左右视。治在燔针劫刺，以知为数，以痛为输，名曰孟夏痹也。

手太阴之筋，起于大指之上，循指上行，结于鱼后，行寸口外侧，上循臂，结肘中，上臑内廉，入腋下，[上]出缺盆，结肩前髃，上结缺盆，下结胸里，散贯贲，合贲下，抵季胁[③]。其病当所过者支转筋痛，其（甚）成息贲[者]，胁急吐血。治在燔针劫刺，以知为数，以痛为输，名曰仲冬痹也。

手心主之筋，起于中指，与太阴之筋并行，结于肘内廉，上臂阴，结腋下，下散前后挟胁；其支者，入腋[下]，散胸中，结于臂[④]。其病当所过者支转筋，前及胸痛息贲。治在燔针劫刺，以知为

---

① 复而锐之：其下原有“本支者，上曲牙，循耳前，属目外眦，上颔，结于角。其痛当所过者支转筋。治在燔针劫刺，以知为数，以痛为输”四十一字，与其下段“手少阳之筋”文重，据《甲乙》卷二第六删。

② 上：元本、《太素》卷十三《经筋》、《甲乙》卷二第六并同。明赵府本作“中”。

③ 合贲下，抵季胁：《甲乙》卷二第六作“合胁下，抵季肋”。

④ 臂：《太素》卷十三《经筋》、《甲乙》卷二第六并作“贲”。下同。

数，以痛为输，名曰孟冬痹也。

手少阴之筋，起于小指之内侧，结于锐骨，上结肘内廉，上入腋，交太阴，挟[①]乳里，结于胸中，循臂，下系于脐。其病内急，心承伏梁，下为肘纲（网）。其病当所过者支转筋，筋痛。治在燔针劫刺，以知为数，以痛为输。其成伏梁唾脓血（血脓）者，死不治，名曰季冬痹也[②]。

经筋之病，寒则反折筋急，热则筋弛纵不收，阴痿不用。阳急则反折，阴急则俯不伸。焠刺者，刺寒急也，热则筋纵不收，无用燔针。

足之阳明，手之太阳，筋急则口目为僻（噼），眦急不能卒视，治皆如上方也。

骨度第十四

黄帝问于伯高曰：《脉度》言经脉之长短，何以立之？伯高曰：先度其骨节之大小广狭长短，而脉度定矣。

黄帝曰：愿闻众人之度，人长七尺五寸者，其骨节之大小长短各几何？伯高曰：头之大骨围二尺六寸，胸围四尺五寸，腰围四尺二寸。

发所覆者颅至项尺二寸，发以下至颐长一尺，君子终[③]折。结喉以下至缺盆中长四寸，缺盆以下至髑骬长九寸，过则肺大，不满则肺

---

① 挟：《太素》卷十三《经筋》作“伏”。

② 名曰季冬痹也：此句原在下段“经筋之病……无用燔针”一节之后，彼处统论经筋，非专指手少阴而言，应系错简，据文义移至此。

③ 终：《太素》卷十三《骨度》、《甲乙》卷二第七并作“参”，义长。

小。髑骬以下至天枢长八寸，过则胃大，不及则胃小。天枢以下至横骨长六寸半，过则回肠广长，不满则狭短。横骨长六寸半，横骨上廉以下至内辅之上廉长一尺八寸，内辅之上廉以下至下廉长三寸半，内辅下廉下至内踝长一尺三寸，内踝以下至地长三寸，膝腘以下至跗属长一尺六寸，跗属以下至地长三寸，故骨围大则太过，小则不及。

角以下至柱骨长一尺，行腋中不见者长四寸，腋以下至季胁长一尺二寸，季胁以下至髀枢长六寸，髀枢以下至膝中长一尺九寸，膝以下至外踝长一尺六寸，外踝以下至京骨长三寸，京骨以下至地长一寸。

耳后当完骨者广九寸。耳前当耳门者广一尺三寸，两颧之间相去七寸，两乳之间广九寸半，两髀之间广六寸半。足长一尺二寸，广四寸半。

肩至肘长一尺七寸，肘至腕长一尺二寸半，腕至中指本节长四寸，本节至其末长四寸半。

项发以下至膂（背）骨长三（二）寸半，膂骨以下至尾骶二十一节长三尺，上节长一寸四分分之一，奇分在下，故上七节（至于膂骨）九寸八分分之七。

此众人之骨（骨之）度也，所以立经脉之长短也。是故视其络（经）脉之在于身也，其见浮而坚，其见明而大者，多血；细而沉者，多气也。

新刊黄帝内经灵枢·卷第八

五十营第十五

黄帝曰：余愿闻五十营奈何？岐伯答曰：天周二十八宿，宿三十六分，人气行一周，千八分。日行二十八宿，人经脉上下、左右、前后二十八脉，周身十六丈二尺，以应二十八宿，漏水下百刻，以分昼夜。故人一呼，脉再动，气行三寸，一吸，脉亦再动，气行三寸，呼吸定息，气行六寸。十息，气行六尺，日行二分。二百七十息，气行十六丈二尺，气行交通于中，一周于身，下水二刻，日行二十五分①。五百四十息，气行再周于身，下水四刻，日行四十分。二千七百息，气行十周于身，下水二十刻，日行五宿二十分。一万三千五百息，气行五十营于身②，水下百刻，日行二十八宿，漏水皆尽，脉终矣。所谓交通者，并行一数也，故五十营备，得尽天地之寿矣，气凡行八百一十丈也。

---

① 二十五分：《素问·八正神明论》王注、《太素》卷十二《营五十周》并作“二十分”。《甲乙》卷一第九作“二十分有奇”。下文有“五百四十息”而“日行四十分”，故“五”字疑衍。

② 身：原作“水”，据明赵府本改。

营气第十六

黄帝曰：营气之道，内谷为宝。谷入于胃，气（乃）传之肺①，流溢于中，布散于外，精专者行于经隧，常营无已，终而复始，是谓天地之纪。

故气从太阴出，［循臂内上廉，］注手阳明，上行［至面］，注足阳明，下行至跗上，注大指间，与太阴合，上行抵脾（髀）。从脾注心中，循手少阴，出腋下臂，注小指之端，合手太阳，上行乘腋出䪼内，注目内眦，上巅下项，合足太阳，循脊下尻，下行注小指［之端］，循足心注足少阴，上行注肾。从肾注心，外散于胸中，循心主脉出腋下臂，出②两筋之间，入掌中，出中指之端，还注小指次指之端，合手少阳，上行注膻中，散于三焦，从三焦注胆，出胁，注足少阳，下行至跗上，复从跗注大指间，合足厥阴，上行至肝，从肝上注肺③，上循喉咙，入颃颡之窍，究于畜门。其支别者，上额循巅下项中，循脊入骶，是督脉也，络阴器，上过毛中，入脐中，上循腹里，入缺盆，下注肺中，复出太阴。此营气之所行也，逆顺之常也。

---

① 气传之肺：原作“乃传之肺”。《素问·平人气象论》《五藏别论》《痹论》王注并作“气传与肺”。《甲乙》卷一第十“乃”亦作“气”，据改。

② 出：《甲乙》卷一第十、《太素》卷十二《营卫气别》并作“入”。

③ 肺：《甲乙》卷一第十作“鬲”。

脉度第十七

黄帝曰：愿闻脉度。岐伯答曰：手之六阳，从手至头，长五尺，五六三丈。手之六阴，从手至胸中，三尺五寸，三六一丈八尺，五六三尺，合二丈一尺。足之六阳，从足上至头，八尺，六八四丈八尺。足之六阴，从足至胸中，六尺五寸，六六三丈六尺，五六三尺，合三丈九尺。跷脉从足至目，七尺五寸，二七一丈四尺，二五一尺，合一丈五尺。督脉任脉各四尺五寸，二四八尺，二五一尺，合九尺。凡都合一十六丈二尺，此气之大经隧也。经脉为里，支而横者为络，络之别者为孙［络］，［孙络之］盛而血者疾诛之，盛者泻之，虚者饮药以补之。

五藏常内阅于上七窍也，故肺气通于鼻，肺和则鼻能知臭香矣；心气通于舌，心和则舌能知五味矣；肝气通于目，肝和则目能辨五色矣；脾气通于口，脾和则口能知五谷矣；肾气通于耳，肾和则耳能闻五音矣。五藏不和则七窍不通，六府不和则留［结］为痈。故邪在府则阳脉不和，阳脉不和则气留之，气留之则阳气盛矣。阳气太盛则阴［脉］不利，阴脉不利则血留之，血留之则阴气盛矣。阴气太盛，则阳气不能荣也，故曰关。阳气太盛，则阴气弗能荣也，故曰格。阴阳俱盛，不得相荣，故曰关格。关格者，不得尽期而死也。

黄帝曰：跷脉安起安止，何气荣水①？岐伯答曰：跷脉②者，少

---

① 荣水：《太素》卷十《阴阳跷脉》作“营此”。《甲乙》卷二第二作“荣也”。

② 跷脉：《素问·刺腰痛》王注作“阴跷”。

阴之别，起于然骨之后，上内踝之上，直上循阴股入阴，上循胸里入缺盆，上出人迎之前，入頄，属目内眦，合于太阳、阳跷而上行，气并相还则为濡目，气不荣则目不合。

黄帝曰：气独行五藏，不荣六府，何也？岐伯答曰：气之不得无行也，如水之流，如日月之行不休，故阴脉荣其藏，阳脉荣其府，如环之无端，莫知其纪，终而复始。其流溢之气，内溉藏府，外濡腠理。

黄帝曰：頄脉有阴阳，何者（脉）当其数？岐伯答曰：男子数其阳，女子数其阴，当数者为经，其不当数者为络也。

营卫生会第十八

黄帝问于岐伯曰：人焉受气？阴阳焉会？何气为营？何气为卫？营安从生？卫于焉会？老壮不同气，阴阳异位，愿闻其会。岐伯答曰：人受气于谷，谷入于胃，气（以）传与肺，五脏六腑，皆以受气。其清者为营，浊者为卫，营在脉中，卫在脉外，营周不休，五十而复大会。阴阳相贯，如环无端。卫气行于阴二十五度，行于阳二十五度，分为昼夜，故气至阳而起，至阴而止。故曰：日中而阳陇为重阳，夜半而阴陇为重阴。故太阴主内，太阳主外，各行二十五度，分为昼夜。夜半为阴陇，夜半后而为阴衰，平旦阴尽而阳受气矣。日中而[1]阳陇，日西而阳衰，日入阳尽而阴受气矣。夜半而大会，万民皆卧，命曰合阴，平旦阴尽而阳受气，如是无已，与天地同纪。

① 而：元本同，明赵府本作“为”。

黄帝曰：老人之不夜瞑者，何气使然？少壮之人不昼瞑①者，何气使然？岐伯答曰：壮者之气血盛，其肌肉滑，气道通，营②卫之行，不失其常，故昼精而夜瞑。老者之气血衰，其肌肉枯，气道涩，五藏之气相搏③，其营气衰少而卫气内伐，故昼不精，夜不瞑。

黄帝曰：愿闻营卫之所行，皆何道从来？岐伯答曰：营出于中焦，卫出于下④焦。

黄帝曰：愿闻三焦之所出。岐伯答曰：上焦出于胃上口，并咽以上贯膈而布胸中，走腋，循太阴之分而行，还注手（至）阳明，上至舌，下［注］足阳明，常与营俱行于阳二十五度，行于阴亦二十五度一周也，故五十度而复大会于手太阴矣。

黄帝曰：人有热，饮食下胃，其气未定，汗则出，或出于面，或出于背，或出于身半，其不循卫气之道而出何也？岐伯曰：此外伤于风，内开腠理，毛蒸理泄，卫气走之，固不得循其道，此气慓悍滑疾，见开而出，故不得从其道，故命曰漏泄。

黄帝曰：愿闻中焦之所出。岐伯答曰：中焦亦并胃口（中），出上焦之后，此所受气者，泌糟粕，蒸⑤津液，化其精微，上注于肺脉，乃化而为血，以奉生身，莫贵于此，故独得行于经隧，命曰营气。

黄帝曰：夫血之与气，异名同类，何谓也？岐伯答曰：营卫者精

---

① 不昼瞑：《甲乙》卷一第十一作“不夜寤”，与《难经·四十六难》“经言少壮者……夜不寤”合。

② 营：元本同，明赵府本作“荣”。

③ 搏：原作“抟”。《甲乙》卷一第十一作“薄”。“搏”与“薄”通用。

④ 下：元本、明赵府本并同。《太素》卷十二《营卫气别》作“上”，应据改，以与下文“上焦所出”合。

⑤ 蒸：《太素》卷十二《营卫气别》作“承”，义胜。

气也，血者神气也，故血之与气，异名同类焉。故夺血者无汗，夺汗[1]者无血，故人生有两死而无两生。

黄帝曰：愿闻下焦之所出。岐伯答曰：下焦者，别回肠，注于膀胱而渗入焉。故水谷者，常并居于胃中，成糟粕，而俱下于大肠，（而成下焦，渗而俱下，济）[2] 泌别汁，循下焦而渗入膀胱焉。

黄帝曰：人饮酒，酒亦入胃，谷未熟而小便独先下何也？岐伯答曰：酒者熟谷之液也，其气悍以清[3]，故后谷而入，先谷而出[4]焉。

黄帝曰：善。余闻上焦如雾，中焦如沤，下焦如渎，此之谓也。

四时气第十九

黄帝问于岐伯曰：夫四时之气，各不同形，百病之起，皆有所生，灸刺之道，何者为定？岐伯答曰：四时之气，各有所在，灸刺（别）之道，得气穴为定一本作宝。故春取经、血脉、分肉之间，甚者深刺之，间者浅刺之。夏取盛经孙络，取分间绝皮肤。秋取经腧，邪在府，取之合。冬取井[5]荥，必深以留之。

温疟汗不出，为五十九痏。

风㽷[6]肤胀，为五十七痏，取皮肤[7]之血者，尽取之。

---

① 汗：《太素》卷十二《营卫气别》作“气”。

② 而成下焦，渗而俱下，济：《素问·咳论》王注引无此九字，疑衍。盖下文云“循下焦而渗入膀胱焉”，与此重复，故以小字别之。

③ 清：《太素》卷十二《营卫气别》、《甲乙》卷一第十一并作“滑”。

④ 出：上原有“液”字，据《太素》卷十二《营卫气别》删。

⑤ 井：元本同。明赵府本误作“并”。

⑥ 㽷：《太素》卷二十三《杂刺》、《甲乙》卷八第四并作“水”。下同。

⑦ 取皮肤：《太素》卷二十三《杂刺》作“腹皮”。

飧泄，补三阴之①上，补阴陵泉，皆久留之，热行乃止。

转筋于阳治其阳，转筋于阴治其阴，皆卒刺之。

徒㽷，先取环谷下三寸，以铍针针之，已刺而筩之，而内之，入而复之，以尽其㽷。必坚［束之］，束来缓则烦悗，束（来）急则安静，间日一刺之，㽷尽乃止。饮闭药，方刺之时徒饮之，方饮无食，方食无饮，无食他食，百三十五日。

着痹不去，久寒不已，卒②取其三里。骨为骭（榦）。

肠中不便，取三里，盛泻之，虚补之。

疠风者，素③刺其肿上，已刺，以锐针针其处，按出其恶气，肿尽乃止，常食方食，无食他食。

腹中常鸣，气上冲胸，喘不能久立，邪在大肠，刺肓④之原、巨虚上廉、三里。

小腹控睾，引腰脊，上冲心，邪在［小肠也。］小肠者，连睾系，属于脊，贯肝肺，络心系。气盛则厥逆，上冲肠胃，动（熏）肝［肺］，散于肓，结于脐。故取之肓原以散之，刺太阴以予之，取厥阴以下之，取巨虚下⑤廉以去之，按其所过之经以调之。

善呕，呕有苦，长太息，心中憺憺，恐人将捕之，邪在胆，逆在胃，胆液泄则口苦，胃气逆则呕苦，故曰呕胆。取三里以下胃气逆，则刺少阳血络以闭胆逆，却调其虚实，以⑥去其邪。

---

① 之：《甲乙》卷十一第五作“交”。

② 卒：《太素》卷二十三《杂刺》杨注“卒当为焠”。

③ 素：《太素》卷二十三《杂刺》、《甲乙》卷十一第九下并作“索”。

④ 肓：原作“盲”，元本、明赵府本同，据《甲乙》卷九第七改。下同。

⑤ 下：原作“不”，据明赵府本改。

⑥ 以：原作“其”，据明赵府本改。

饮食不下，膈塞不通，邪在胃脘。在上脘，则刺①抑而下之，在下脘，则散而去之。

小腹痛肿，不得小便，邪在三焦约，取之［足］太阳大络，视其络脉与厥阴小络结而血者，肿上及胃脘，取三里。

睹其色，察其目（以），知其散复者，视其目色，以知病之存亡也。一其形，听其动静者，持气口人迎以视其脉，坚且盛且滑者病日进，脉软者病将下，诸经实者病三日已。气口候阴，人迎候阳也。

---

① 刺：《甲乙》卷九第七无此。

新刊黄帝内经灵枢·卷第九

五邪第二十

邪在肺，则病皮肤痛，［发］寒热，上气喘，汗出，咳动肩背。取之膺中外腧，背三节五藏[①]一本作五顀[②]又五节之傍，以手疾按之，快然，乃刺之，取之缺盆中以越之。

邪在肝，则两胁中痛，寒中，恶血在内，行善掣，节时脚肿[③]。取之行间以引胁下，补三里以温胃中，取血脉以散恶血，取耳间青脉，以去其掣。

邪在脾胃，则病肌肉痛。阳气有余，阴气不足，则热中善饥；阳气不足，阴气有余，则寒中肠鸣腹痛。阴阳俱有余，若俱不足，则有寒有热，皆调于三里。

邪在肾，则病骨痛阴。阴痹者，按之而不得，腹胀腰痛，大便难，肩背颈项［强］痛，时眩。取之涌泉、昆仑，视有血者尽取之。

邪在心，则病心痛喜悲，时眩仆。视有余不足而调之其输也。

---

① 三节五藏：《甲乙》卷九第三作“三椎”。《太素》卷二十二《五藏刺》作“三椎五椎”。

② 顀：原作“顴”，据篇末史崧音释改。

③ 行善掣，节时脚肿：《甲乙》卷九第四作“胻节时肿，善瘛”。

寒热病第二十一

皮寒热者，皮可附席，毛发焦，鼻槁腊，不得汗。取三阳之络，以补手太阴。肌寒热者，肌痛，毛发焦而唇槁腊，不得汗。取三阳于下以去其血者，补足太阴以出其汗。骨寒热者，病无所安，汗注不休。齿未槁，取其少阴于阴股之络；齿已槁，死不治。骨厥亦然。骨痹，举节不用而痛，汗注烦心。取三阴一本作三阳之经，补之。身有所伤血出多，及中风寒，若有所堕坠，四肢懈惰[①]不收，名曰体惰[②]。取其小腹脐下三结交。三结交者，阳明、太阴也，脐下三寸关元也。厥痹者，厥气上及腹。取阴阳之络，视主病者（也），泻阳补阴经也。

颈侧之动脉人迎。人迎，足阳明也，在婴筋之前。婴筋之后，手阳明也，名曰扶突。次脉，手[③]少阳脉也，名曰天牖。次脉，足太阳也，名曰天柱。腋下动脉，臂太阴也，名曰天府。阳逆（迎）头痛，胸满不得息，取之人迎。暴喑气鞕[④]，取扶突与舌本出血。暴聋气蒙，耳目不明，取天牖。暴挛痫眩，足不任身，取天柱。暴瘅内逆，肝肺相搏[⑤]，血溢鼻口，取天府。此为

① 懈惰：《甲乙》卷十第二下、《太素》卷二十六《寒热杂说》作“解㑊”。

② 惰：《甲乙》卷十第二下、《太素》卷二十六《寒热杂说》作“解”。

③ 手：原作“足”，据本书《本输》及《太素》卷二十六《寒热杂说》改。

④ 鞕：原作“鞭”。明赵府本作“鞕”，《太素》卷二十六《寒热杂说》作“鯁”。

⑤ 搏：明赵府本作“抟”。《太素》卷二十六《寒热杂说》、《甲乙》卷九第七作“薄”。

大腧[1]五部。

臂阳明有入頄遍齿者，名曰［禾窌，或曰］大迎[2]，下齿龋取之。臂恶寒补之，不恶寒泻之。手（足）太阳有入頄遍齿者，名[3]曰角孙，上齿龋取之，在鼻与頄前。方病之时其脉盛，盛则泻之，虚则补之。一曰取之出鼻[4]外。［方病之时，盛泻虚补。］足阳明有挟鼻入于面者，名曰悬颅，属口，对入系目本，［头痛引颔取之，］视有过者取之，损有余，益不足，反者益甚（其）。足太阳有通项入于脑者，正属目本，名曰眼系，头目苦痛取之，在项中两筋间，入脑乃别。阴跷、阳跷，阴阳相交，阳入阴，阴出阳，交于目锐眦[5]，阳气盛则瞋目，阴气盛则瞑目。

热厥取足太阴、少阳，皆留之；寒厥取[6]阳明、少阴于足，皆留之。舌纵涎下，烦悗，取足少阴。振寒洒洒，鼓颔，不得汗出，腹胀烦悗，取手太阴。

刺虚者，刺其去也，刺实者，刺其来也。春取络脉，夏取分腠，秋取气口，冬取经输，凡此四时，各以时为齐。络脉治皮肤，分腠治肌肉，气口治筋脉，经输治骨髓、五藏。

身有五部：伏兔一；腓二，腓者腨也；背三；五藏之腧四；项五。此五部有痈疽者死。［热］病始手臂者，先取手阳明、太阴而汗

---

① 大腧：元本同，明赵府本作“天”。《太素》卷二十六《寒热杂说》作“大输”。《甲乙》卷十二第七及校语引《灵枢》文作“胃之大输”。

② 大迎：《太素》卷二十六《寒热杂说》作“人迎”。

③ 名：原作“多”，据明赵府本改。

④ 鼻：《太素》卷二十六《寒热杂说》、《甲乙》卷十二第六并作“眉”。

⑤ 阳入阴，阴出阳，交于目锐眦：《太素》卷二十六《寒热杂说》、《甲乙》卷十二第四作“阳入阴出，阴阳交于目锐眦”。

⑥ 取：下原有“足”字，据《太素》卷二十六《寒热杂说》、《甲乙》卷七第三删。

出［止］①；病始头首者，先取项太阳而汗出［止］；病始足胫者，先取足阳明而汗出［止］。臂太阴可汗出，足阳明可汗出。故取阴而汗出甚者，止之于阳；取阳而汗出甚者，止之于阴。凡刺之害，中而不去则精泄，不中而去则致气；精泄则病甚而恇，致气则生为痈疡（疽）也。

癫狂第二十二

目眦外决于面者，为锐眦；在内近鼻者为内眦，上为外眦，下为内眦②。

癫疾始生，先不乐，头重痛，［直］视举目赤，其（甚）作极已而烦心，候之于颜，取手太阳、阳明、太阴，血变而止。

癫疾始传③而引口啼呼喘悸者，候之手阳明、太阳，左强者攻其右，右强者攻其左，血变而止。癫疾始作先反僵，因而脊痛，候之足太阳、阳明、太阴、手太阳，血变而止。

治癫疾者，常与之居，察④其所当取之处。病至，视之有过者泻之，置其血于瓠壶之中，至其发时，血独动矣。不动，灸穷骨二十壮，穷骨者，骶骨也。

骨癫疾者，顑⑤齿诸腧分肉皆满，而骨居，汗出烦悗。呕多涎

① 止：据《素问·热病》补。下同。

② 目眦外决于面者……下为内眦：此二十六字与上下文义不属，疑为下《热病》篇文字错简于此。

③ 传：明赵府本作“作”。

④ 察：元本同，明赵府本误作“祭”。

⑤ 顑：《太素》卷三十《癫疾》、《甲乙》卷十一第二并作“颔”。

（沃）沫，气下泄，不治。筋癫疾者，身倦挛急［脉］① 大，刺项大经之大杼。呕多涎（沃）沫，气下泄，不治。脉癫疾者，暴仆，四肢之脉皆胀而纵。脉满，尽刺之出血；不满，灸之挟项太阳，灸带脉于腰相去三寸，诸分肉本输。呕多涎（沃）沫，气下泄，不治。癫疾者，疾发如狂者，死不治。

狂始生，先自悲也，喜忘苦怒善恐者，得之忧饥，治之取手太阴②、阳明，血变而止，及取足太阴、阳明。狂始发，少卧不饥，自高贤也，自辩智也，自尊贵也，善骂詈，日夜不休，治之取手阳明、太阳、太阴、舌下、少阴，视［脉］之盛者，皆取之，不盛［者］，释之也。

狂、善③惊、善笑、好歌乐、妄行不休者，得之大恐，治之取手阳明、太阳、太阴。狂，目妄见、耳妄闻、善呼者，少气之所生也，治之取手太阳、太阴、阳明、足太阴、头、两顑。狂者多食，善见鬼神，善笑而不发于外者，得之有所大喜，治之取足太阴、太阳、阳明，后取手太阴、太阳、阳明。狂而新发，未应如此者，先取曲泉左右动脉，及盛者见血，有④倾已；不已，以法取之，灸骶骨（骨骶）二十壮。

风逆暴四肢肿，身漯漯，唏然时寒，饥则烦，饱则善变，取手太阴表里，足少阴、阳明之经，肉清取荥，骨清取井、经也。

［偏枯，身偏不用而痛，言不变，志不乱，病在分腠之间，巨针取之，益其不足，损其有余，乃可复也。痱之为病也，身无痛者，四

---

① 脉：原在下句“大杼”之下，据《甲乙》卷十一第二移至此。

② 阴：《太素》卷三十《惊狂》作“阳”。

③ 善：原作“言”，属上读。据《甲乙》卷十一第二、《太素》卷三十《惊狂》改。

④ 有：《太素》卷三十《惊狂》作“食”。《甲乙》卷十一第二作“立”。

肢不收，智乱不甚，其言微知，可治；甚则不能言，不可治也。病先起于阳，后入于阴者，先取其阳，后取其阴，浮而取之①。]②

厥逆为病也，足暴清，胸若将裂，肠③若将以刀切之，烦④而不能食，脉大小皆涩，暖取足少阴，清取足阳明，清则补之，温则泻之。厥逆腹胀满，肠鸣，胸满不得息，取之下胸二肋（胁）欬⑤而动手者，与背腧以手按之立快者是也。内闭不得溲，刺足少阴、太阳与骶上以长针。气逆则取其太阴、阳明、厥阴⑥，甚取少阴、阳明动者之经也。

少气，身漯漯也，言吸吸也，骨酸体重，懈惰不能动，补足少阴。短气，息短不属，动作气索，补足少阴，去血络也。

热病第二十三

偏枯，身偏不用而痛，言不变，志不乱，病在分腠之间，巨针取之，益其不足，损其有余，乃可复也。痱之为病也，身无痛者，四肢不收，智乱不甚，其言微知，可治；甚则不能言，不可治也。病先起于阳，后入于阴者，先取其阳，后取其阴，浮而取之。

热病三日，而气口静、人迎躁者，取之诸阳，五十九刺，以泻其

---

① 浮而取之：《甲乙》卷十第二作“必审其气之浮沉而取之”。

② 偏枯……浮而取之：此段文字原在下篇《热病》篇首，依刘衡如校记，据《甲乙》卷十第二下补于此。

③ 肠：《太素》卷三十《厥逆》作“腹”。

④ 烦：《甲乙》卷七第三作“腹”。

⑤ 欬：原作“刻”，据明赵府本改。

⑥ 厥阴：《太素》卷三十《厥逆》、《甲乙》卷九第十并作“厥”字，连下读。

热而出其汗，实其阴以补其不足者。身热甚，阴阳皆静者，勿刺也；其可刺者，急取之，不汗出则泻。所谓勿刺者，有死征也。

热病七日八日，脉口动喘而短[①]一本作弦者，急刺之，汗且自出，浅刺手大指间。热病七日八日，脉微小，病者溲血，口中干，一日半而死，脉代者，一日死。热病已得汗出，而脉尚躁，喘且复热，勿刺肤[②]，喘甚者死。热病七日八日，脉不躁，躁不散数，后三日中有汗；三日不汗，四日死。未曾汗者，勿腠[③]刺之。

热病先肤痛窒鼻充面，取之皮，以第一针，五十九[④]，苛轸鼻[干][⑤]，索皮于肺，不得索之火，火者心也。热病先身涩，倚[⑥]而热，烦悗，干唇口嗌[⑦]，取之皮[⑧]，以第一针，五十九，肤胀口干，寒汗出，索脉于心，不得索之水，水者肾也。热病嗌干多饮，善惊，卧不能起，取之肤肉，以第六针，五十九，目眦青，索肉于脾，不得索之木，木者肝也。热病面青脑痛[⑨]，手足躁，取之筋间，以第四针，于四逆，筋躄目浸，索筋于肝，不得索之金，金者肺也。热病数惊，瘛疭而狂，取之脉，以第四针，急泻有余者，癫疾毛发去，索血

---

① 短：《太素》卷二十五《热病说》、《甲乙》卷七第一中并作“眩”。一本作“弦”者，形近而误。

② 勿刺肤：《太素》卷二十五《热病说》、《甲乙》卷七第一中并作“勿庸刺”。即不用刺。

③ 腠：《太素》卷二十五《热病说》、《甲乙》卷七第一中并作“庸”。

④ 五十九：《甲乙》卷七第一中其下有“刺”字。下同。

⑤ 干：原脱，据《甲乙》卷七第一中校语引《灵枢》补。

⑥ 倚：《甲乙》卷七第一中作“烦”；《脉经》卷七第十三作“傍勃”，应据《脉经》改。

⑦ 干唇口嗌：《甲乙》卷七第一中作“唇嗌干”。

⑧ 皮：应据下文“索脉于心”，依上下文例改为“脉”。

⑨ 面青脑痛：《素问·刺热》新校正引《灵枢》、《甲乙》卷七第一中、《太素》卷二十五《热病说》皆作“而胸胁痛”。

于心，不得索之水，水者肾也。热病身重骨痛，耳聋而好瞑，取之骨，以第四针，五十九刺，骨病不食，啮齿①耳青，索骨于肾，不得索之土，土者脾也。

热病不知所痛，耳聋不能自收，口干，阳热甚，阴颇有寒者，热在髓，死不可治。热病头痛，颞颥，目瘈脉痛，善衄，厥热病也，取之以第三针，视有余不足，寒热痔。热病体重，肠中热，取之以第四针，于其腧及下诸指间，索气于胃络（胳），得气也。热病挟脐急痛，胸胁满，取之涌泉与阴陵泉，取以第四针，针嗌里。

热病而汗且出，及脉顺可汗者，取之鱼际、太渊、大都、太白，泻之则热去，补之则汗出，汗出太甚，取内踝上横脉以止之。热病已得汗而脉尚躁盛，此阴脉之极也，死；其得汗而脉静者，生。热病者脉尚盛躁而不得汗者，此阳脉之极也，死；脉盛躁得汗静者，生。

热病不可刺者有九：一曰，汗不出，大颧发赤哕者死；二曰，泄而腹满甚者死；三曰，目不明，热不已者死；四曰，老人婴儿，热而腹满者死；五曰，汗不出，呕下血者死；六曰，舌本烂，热不已者死；七曰，咳而衄，汗不出，出不至足者死；八曰，髓热者死；九曰，热而痉者死。热而痉者，腰折，瘛疭，齿噤齘也。凡此九者，不可刺也。

所谓五十九刺者，两手外内侧各三，凡十二痏；五指间各一，凡八痏，足亦如是；头入发一寸傍三分各三，凡六痏；更入发三寸边五，凡十痏；耳前后口下者各一，项中一，凡六痏；巅上一，囟会一，发际一，廉泉一，风池二，天柱二。

① 骨病不食，啮齿：《太素》卷二十五《热病说》作“骨病，食啮齿”，无“不”字，“食”属下读。

气满胸中喘息，取足太阴大指之端，去爪甲如薤[①]叶，寒则留之，热则疾之，气下乃止。心疝暴痛，取足太阴、厥阴，尽刺去其血络。喉痹舌卷，口中干，烦心心痛，臂内廉痛，不可及头，取手小指次指爪甲下，去端如韭叶。目中赤痛，从内眦始，取之阴跷。[目眦外决于面者，为锐眦；在内近鼻者为内眦，上为外眦，下为内眦[②]。]风痉身反折，先取足太阳及腘中及血络出血；中有寒，取三里。癃，取之阴跷及三毛上及血络出血。男子如蛊，女子如怚[③]，身体腰脊如解，不欲饮食，先取涌泉见血，视跗上盛者，尽见血也。

① 薤：《太素》卷三十《气逆满》作“韭”，可据改，以与下文合。

② 目眦外决于面者……下为内眦：此二十六字原在《癫狂》篇，依刘衡如校记，据《太素》卷三十《目痛》补于此。

③ 怚：《甲乙》卷八第一上作“阻”，应据改。

新刊黄帝内经灵枢·卷第十

厥病第二十四

厥头痛，面若肿起而烦心，取之足阳明、太阴①。厥头痛，头脉痛，心悲，善泣，视头动脉反盛者，刺尽去血，后调足厥阴。厥头痛，贞贞头重而痛，泻头上五行，行五，先取手少阴，后取足少阴。厥头痛，意②善忘，按之不得，取头面左右动脉，后取足太阴。厥头痛，项先痛，腰脊为应，先取天柱，后取足太阳。厥头痛，头痛甚，耳前后脉涌有热一本云有动脉，泻出其血，后取足少阳。

真头痛，头痛甚，脑尽痛，手足寒至节，死不治。

头痛不可取于腧者，有所击堕，恶血在于内；若内（肉）伤，痛未已，可即（则）刺，不可远取也。头痛不可刺者，大痹为恶，日作者，可令少愈，不可已。头半寒痛，先取手少阳、阳明，后取足少阳、阳明。

厥心痛，与背相控，善瘛，如从后触其心，伛偻者，肾心痛也，先取京骨、昆仑，发针③不已，取然谷。厥心痛，腹胀胸满，心尤痛

---

① 太阴：《太素》卷二十六《厥头痛》、《甲乙》卷九第一作“太阳”。

② 意：《甲乙》卷九第一作“噫”。

③ 针：元本、《太素》卷二十六《厥头痛》、《甲乙》卷九第一并同。明赵府本作“狂”。

甚，胃心痛也，取之大都、太白。厥心痛，痛如以锥针刺其心，心痛甚者，脾心痛也，取之然谷、太溪。厥心痛，色苍苍如死状，终日不得太息，肝心痛也，取之行间、太冲。厥心痛，卧若徒居心痛间；动作痛益甚，色不变，肺心痛也，取之鱼际、太渊。

真心痛，手足青[①]至节，心痛甚，旦发夕死，夕发旦死。

心痛不可刺者，中有盛聚，不可取于腧。肠中有虫瘕及蛟蛕，皆不可取以小针。心腹（肠）痛憹作痛肿聚，往来上下行，痛有休止，腹热，喜渴涎出者，是蛟蛕也。以手聚按而坚持之，无令得移，以大针刺之，久持之，虫不动，乃出针也。恙腹憹痛，形中上者。

耳聋无闻，取耳中。耳鸣，取耳前动脉。耳痛不可刺者，耳中有脓，若有干耵聍，耳无闻也。耳聋，取手［足］小指、次指爪甲上与肉交者，先取手，后取足；耳鸣，取手中指爪甲上，左取右，右取左，先取手，后取足。

足[②]髀不可举，侧而取之，在枢合中，以员利针，大针不可刺。病泄（注）下血，取曲泉。

风痹淫泺，病不可已者，足如履冰，时如入汤中[③]，股胫淫泺，烦心头痛，时呕时悗，眩已汗出，久则目眩，悲以喜恐，短气不乐，不出三年，死也。

病本第二十五

先病而后逆者，治其本。先逆而后病者，治其本。先寒而后生病

---

① 青：元本、明赵府本作“清”。

② 足：《太素》卷三十《髀疾》无，应据删。

③ 入汤中：《太素》卷二十八《痹论》作“汤入腹中”。

者，治其本。先病而后生寒者，治其本。先热而后生病者，治其本。[先病而后生热者，治其本。] 先泄而后生他病者，治其本，必且调之，乃治其他病。先病而后中满者，治其标。先病后泄者，治其本①。先中满而后烦心者，治其本。

有客气，有同②气。大小便不利，治其标；大小便利，治其本。病发而有余，本而标之，先治其本，后治其标。病发而不足，标而本之，先治其标，后治其本。谨详察间甚，以意调之，间者并行，甚者（为）独行。先小大便不利而后生他病者，治其本也。

杂病第二十六

厥，挟脊而痛者至项（顶），头沉沉然，目䀮䀮然，腰脊强，取足太阳腘中血络。厥，胸满面肿，唇漯漯然，暴言难，甚则不能言，取足阳明。厥气走喉而不能言，手足清，大便不利，取足少阴。厥而腹向向然，多寒气，腹中彀彀③，便溲难，取足太阴。

嗌干，口中热如胶，取足少阴。膝中痛，取犊鼻，以员利针，发而间之，针大如氂，刺膝无疑。喉痹，不能言，取足阳明；能言，取手阳明。

疟，不渴，间日而作，取足阳明；渴而④日作，取手阳明。

---

① 先病后泄者，治其本：《素问·标本病传论》、《甲乙》卷六第二此句在“先泄而后生他病者，治其本”前，且“病”后有“而”字。可移改。

② 同：《素问·标本病传论》新校正引全元起本作“固”。

③ 彀彀：《太素》卷二十六《厥头痛》作“荥荥”。

④ 而：《素问·刺疟》、《太素》卷二十五《十二疟》、《甲乙》卷七第五其下并有“间”字。

齿痛，不恶清饮，取足阳明；恶清饮，取手阳明。聋而不痛者，取足少阳；聋而痛者，取手阳明。

衄而不止[①]衃，血流，取足太阳；衃血，取手太阳。不已，刺腕（宛）骨下；不已，刺腘中出血。

腰痛，痛上寒，取足太阳阳明；痛上热，取足厥阴；不可以俯仰，取足少阳[②]。中热而喘，取足少阴、腘中血络。

喜怒而不欲食，言益小[③]，刺足太阴；怒而多言，刺足少阳。

顑痛，刺手阳明与顑之盛脉出血。项痛不可俯仰，刺足太阳；不可以顾，刺手太阳也。

小腹满大，上走胃，至心，淅淅身时寒热，小便不利，取足厥阴。腹满，大便不利，腹大，亦上走胸嗌，喘息喝喝然，取足少阴[④]。腹满，食不化，腹向向然，不能大便，取足太阴。

心痛引腰脊，欲呕，取足少阴。心痛，腹胀，啬啬[⑤]然大便不利，取足太阴。心痛引背，不得息，刺足少阴；不已，取手少阳。心痛引小腹满，上下无常处，便溲难，刺足厥阴。心痛，但短气不足以息，刺手太阴。心痛，当九节次[⑥]之，按已[⑦]，刺按之，立已；不已，上下求之，得之立已。顑痛，刺足阳明曲周动脉见血，立已；不已，按人迎于经，立已。气逆上，刺膺中陷者与下胸动脉。腹痛，刺脐左右动脉，已刺按之，立已；不已，刺气街，已刺按之，立已。

---

① 止：《太素》卷三十《衄血》无“止”字。

② 少阳：《太素》卷三十《腰痛》作“太阳”，可从。

③ 小：《太素》卷三十《喜怒》、《甲乙》卷九第五并作“少”。

④ 少阴：《甲乙》卷九第七作“少阳”。

⑤ 啬啬：《甲乙》卷九第七作“涩涩”。

⑥ 次：元本同。明赵府本作“刺”。

⑦ 按已：《太素》卷二十六《厥心痛》作“不已”。

痿厥为四末束悗，乃疾解之，日二，不仁者，十日而知，无休，病已止。

哕（岁），以草刺鼻，嚏，嚏而已；无息而疾迎引之，立已；大惊之，亦可已。

周痹第二十七

黄帝问于岐伯曰：周痹之在身也，上下移徙，随脉[1]上下，左右相应，间不容空，愿闻此痛，在血脉之中邪？将在分肉之间乎？何以致是？其痛之移也，间不及下针，其慉痛之时，不及定治，而痛已止矣。何道使然？愿闻其故。岐伯答曰：此众痹也，非周痹也。黄帝曰：愿闻众痹。岐伯对曰：此各在其处，更发更止，更居更起，以右应左，以左应右，非能周也。更发更休也。

黄帝曰：善。刺之奈何？岐伯对曰：刺此者，痛虽已止，必刺其处，勿令复起。

帝曰：善。愿闻周痹何如？岐伯对曰：周痹者，在于血脉之中，随脉以上，随脉以下，不能左右，各当其所。黄帝曰：刺之奈何？岐伯对曰：痛从上下者，先刺其下以过一作遏，下同之，后刺其上以脱之。痛从下上者，先刺其上以过之，后刺其下以脱之。

黄帝曰：善。此痛安生？何因而有名？岐伯对曰：风寒湿气，客于外分肉之间，迫切而为沫，沫得寒则聚，聚则排分肉而分裂也，分裂则痛，痛则神归之，神归之则热，热则痛解，痛解则厥，厥则他痹发，发则如是。帝曰：善。余已得其意矣。

---

① 脉：下原有“其”字，据《太素》卷二十八《痹论》删。

此内不在藏①，而外未发于皮，独居分肉之间，真气不能周，故命曰周痹。故刺痹者，必先切循其下之六经②，视其虚实，及大络之血结而不通，及虚而脉陷空者而调之，熨而通之，其瘛③坚，转引而行之。黄帝曰：善。余已得其意矣，亦得其事也。九者经巽④之理，十二经脉阴阳之病也。

口问第二十八

黄帝闲居，辟左右而问于岐伯曰：余已闻九针之经，论阴阳逆顺，六经已毕，愿得口问。岐伯避席再拜曰：善乎哉问也！此先师之所口传也。黄帝曰：愿闻口传。岐伯答曰：夫百病之始生也，皆生于风雨寒暑，阴阳喜怒，饮食居处，大惊卒恐，则血气分离，阴阳破散⑤，经络厥绝，脉道不通，阴阳相逆，卫气稽留，经脉虚空，血气不次，乃失其常。论不在经者，请道其方。

黄帝曰：人之欠者，何气使然？岐伯答曰：卫气昼日行于阳，夜半则行于阴，阴者主夜，夜者［主］卧。阳者主上，阴者主下，故阴气积于下，阳气未尽，阳引而上，阴引而下，阴阳相引，故数欠。阳气尽，阴气盛，则目瞑；阴气尽而阳气盛，则寤矣。泻足少阴，补足太阳。

黄帝曰：人之哕者，何气使然？岐伯曰：谷入于胃，胃气上注于肺。今有故寒气与新谷气，俱还入于胃，新故相乱，真邪相攻，气并

① 此内不在藏：此句前疑有阙文。
② 下之六经：《甲乙》卷十第一上作“上下之六经”。
③ 瘛：原本“疒”误作“广”，据明赵府本改。
④ 巽：《太素》卷二十八《痹论》作“络”。
⑤ 散：元本同。明赵府本作“败”。

相逆，复出于胃，故为哕。补手太阴，泻足少阴。

黄帝曰：人之唏者，何气使然？岐伯曰：此阴气盛而阳气虚，阴气疾而阳气徐，阴气盛而阳气绝，故为唏。补足太阳，泻足少阴。

黄帝曰：人之振寒者，何气使然？岐伯曰：寒气客于皮肤，阴气盛，阳气虚，故为振寒寒栗，补诸阳。

黄帝曰：人之噫者，何气使然？岐伯曰：寒气客于胃，厥逆从下上散，复出于胃，故为噫。补足太阴、阳明。一曰补眉本也。①

黄帝曰：人之嚏者，何气使然？岐伯曰：阳气和利，满于心，出于鼻，故为嚏。补足太阳荣②、眉本。一曰眉上也。③

黄帝曰：人之亸④者，何气使然？岐伯曰：胃不实则诸脉虚，诸脉虚则筋脉懈惰，筋脉懈惰则行阴用力，气不能复，故为亸。因其所在，补分肉间。

黄帝曰：人之哀而泣涕出者，何气使然？岐伯曰：心者，五脏六腑之主也；目者，宗脉之所聚也，上液之道也；口鼻者，气之门户也。故悲哀愁忧则心动，心动则五脏六腑皆摇，摇则宗脉感，宗脉感则液道开，液道开，故泣涕出焉。液者，所以灌精濡空窍者也，故上液之道开则泣，泣不止则液竭，液竭则精不灌，精不灌则目无所见矣，故命曰夺精。补天柱经挟颈⑤。

黄帝曰：人之太息者，何气使然？岐伯曰：忧思则心系急，心系

---

① 一曰补眉本也：《甲乙》卷十二第一无此六字。乃后人之旁注，误入正文，今以小注以别之。

② 荣：《太素》卷二十七《十二邪》杨注“荣”应作“荥”。

③ 一曰眉上也：《甲乙》卷十二第一无此五字。乃后人之旁注，误入正文，今以小注以别之。

④ 亸：《太素》卷二十七《十二邪》作“掸”。杨注“掸，痿厥同为一病”。

⑤ 挟颈：元本同。明赵府本“挟”作“侠”。《太素》卷二十七《十二邪》“颈”作“项”。

急则气道约，约则不利，故太息以伸出之。补手少阴、心主、足少阳留之也。

黄帝曰：人之涎下者，何气使然？岐伯曰：饮食者，皆入于胃，胃中有热则虫动，虫动则胃缓，胃缓则廉泉开，故涎下。补足少阴。

黄帝曰：人之耳中鸣者，何气使然？岐伯曰：耳者，宗脉之所聚也，故胃中空则宗脉虚，虚则下，溜脉有所竭者，故耳鸣。补客主人、手大指爪甲上与肉交者也。

黄帝曰：人之自啮舌者，何气使然？［岐伯曰：］此厥逆走上，脉气辈[1]至也。少阴气至则啮舌，少阳气至则啮颊，阳明气至则啮唇矣。视主病者则补之。

凡此十二邪者，皆奇邪之走空窍者也。故邪之所在，皆为不足。故上气不足，脑为之不满，耳为之苦鸣，头为之倾[2]，目为之瞑(鸣)[3]；中气不足，溲便[4]为之变，肠为之苦鸣[5]；下气不足，则乃为痿厥心悗[6]。补足外踝下留之。

黄帝曰：治之奈何？岐伯曰：肾主为欠，取足少阴。肺主为哕，取手太阴、足少阴。唏者，阴与[7]阳绝，故补足太阳、泻足少阴。振

---

① 辈：《甲乙》卷十二第一作“皆”。

② 倾：上原有“苦”字，涉上而衍，据《太素》卷二十七《十二邪》、《甲乙》卷十二第一删。

③ 瞑：原作“鸣”，明赵府本作“眩”。据《太素》卷二十七《十二邪》、《甲乙》卷十二第一改。

④ 便：原作“使”，据明赵府本改。

⑤ 溲便为之变，肠为之苦鸣：《素问·藏气法时论》引《灵枢》作“则腹为之善满，肠为之善鸣”。

⑥ 则乃为痿厥心悗：《太素》卷二十七《十二邪》无“乃”字，“心”作“足”字。

⑦ 与：《甲乙》卷十二第一作“盛”。

寒者，补诸阳。噫者，补足太阴、阳明。嚏者，补足太阳眉本。亸，因其所在，补分肉间。泣出，补天柱经侠颈，侠颈者，头中分也。太息，补手少阴、心主，足少阳留之。涎下，补足少阴。耳鸣，补客主人、手大指爪甲上与肉交者。自啮舌，视主病者则补之。目眩头倾，补足外踝下留之。痿厥心悗，刺足大指间上二寸留之，一曰足外踝下留之。

新刊黄帝内经灵枢·卷第十一

师传第二十九

黄帝曰：余闻先师，有所心藏，弗着于方。余愿闻而藏之，则而行之，上以治民，下以治身，使百姓无病，上下和亲，德泽下流，子孙无忧，传于后世，无有终时，可得闻乎？岐伯曰：远乎哉问也。夫治民与自治①，治彼与治此，治小与治大，治国与治家，未有逆而能治之也，夫惟顺而已矣。顺者，非独阴阳脉论气之逆顺也，百姓人民，皆欲顺其志也。

黄帝曰：顺之奈何？岐伯曰：入国问俗，入家问讳，上堂问礼，临病人问所便。

黄帝曰：便病人奈何？岐伯曰：夫［人］中热消瘅则便寒；寒中之属则便热。胃中热则消谷，令人悬心善饥，脐以上皮热；肠中热则出黄如糜，脐以下皮寒。胃中寒，则䐜(腹)胀；肠中寒，则肠鸣飧泄。胃中寒、肠中热则胀而且泄；胃中热、肠中寒则疾饥，小腹痛胀。

黄帝曰：胃欲寒饮(饥)，肠欲热饮，两者相逆，便之奈何？且夫王公大人，血食之君，骄恣从欲，轻人而无能禁之，禁之则逆其

---

① 自治：《太素》卷二《顺养》作“治自”，别本作“治身”，与问语合。

志，顺之则加其病，便之奈何？治之何先？岐伯曰：人之情，莫不恶死而乐生，告之以其败，语之以其善，导之以其所便，开之以其所苦，虽有无道之人，恶有不听者乎？

黄帝曰：治之奈何？岐伯曰：春夏先治其标，后治其本；秋冬先治其本，后治其标。

黄帝曰：便其相逆者奈何？岐伯曰：便此者，食饮衣服，亦欲适寒温。寒无凄怆，暑无出汗。食饮者，热无灼灼，寒无沧沧。寒温中适，故气将持，乃不致邪僻也。

黄帝曰：《本藏》以身形肢节䐃肉，候五脏六腑之小大焉。今夫王公大人，临朝即位之君而问焉，谁可扪循之而后答乎？岐伯曰：身形肢节者，藏府之盖也，非面部之阅也。

黄帝曰：五藏之气，阅于面者，余已知之矣，以肢节知而阅之奈何？岐伯曰：五脏六腑者，肺为之盖，巨肩陷咽，候见其外。黄帝曰：善。岐伯曰：五脏六腑，心为之主，缺盆为之道，骺①骨有余，以候髑骬。黄帝曰：善。岐伯曰：肝者主为将，使之候外，欲知坚固，视目小大。黄帝曰：善。岐伯曰：脾者主为卫，使之迎粮，视唇舌好恶，以知吉凶。黄帝曰：善。岐伯曰：肾者主为外，使之远听，视耳好恶，以知其性。

黄帝曰：善。愿闻六府之候。岐伯曰：六府者，胃为之海，广骸，大颈，张胸，五谷乃容。鼻隧以长，以候大肠。唇厚，人中长，以候小肠。目下裹（果）大，其胆乃横。鼻孔在外，膀胱漏泄。鼻柱中央起，三焦乃约，此所以候六府者也。上下三等，藏安且良矣。

---

① 骺：元本同。明赵府本作“骷”。

决气第三十

黄帝曰：余闻人有精、气、津、液、血、脉，余意以为一气耳，今乃辨为六名，余不知其所以然，［愿闻何谓精？］岐伯曰：两神相抟[①]，合而成形，常先身生，是谓精。何谓气？岐伯曰：上焦开发，宣五谷味，熏肤［熏肉，］充身泽毛，若雾露之溉，是谓气。何谓津？岐伯曰：腠理发泄，汗出溱溱，是谓津。何谓液？岐伯曰：谷入气满，淖泽注于骨，骨属屈伸，［出］洩［淖］泽，补益脑髓，皮肤润泽，是谓液。何谓血？岐伯曰：中焦受气取汁[②]，变化而赤，是谓血。何谓脉？岐伯曰：壅遏营气，令无所避，是谓脉。

黄帝曰：六气者，有余不足，气[③]之多少，脑髓之虚实，血脉之清浊，何以知之？岐伯曰：精脱者，耳聋；气脱者，目不明；津脱者，腠理开，汗大泄；液脱者，骨属屈伸不利，色夭，脑髓消，胫酸，耳数鸣；血脱者，色白，夭然不泽；［脉脱者，］其脉空虚，此其候也。

黄帝曰：六气者，贵贱何如？岐伯曰：六气者，各有部主也，其贵贱善恶，可为常主，然五谷与胃为大海也。

---

① 抟：明赵府本作“搏”。《太素》卷二《六气》及《素问·调经论》王注引《针经》作“薄”。

② 中焦受气取汁：《太素》卷二《六气》作“中焦受血于汁”，《甲乙》卷一第十二作“中焦受汁”。

③ 气：据上下文，其上似脱“精”字。

肠胃第三十一

黄帝问于伯高曰：余愿闻六府传谷者，肠胃之小大长短，受谷之多少奈何？伯高曰：请尽言之。谷［之］所从出入浅深远近长短之度：唇至齿长九分，口广二寸半。齿以后至会厌，深三寸半，大容五合。舌重十两，长七寸，广二寸半。咽门重十两，广二①寸半，至胃长一尺六寸。胃纡曲屈，伸之，长二尺六寸，大一尺五寸，径五寸，大容三斗五升。小肠后附脊，左环回周迭积，其注于回肠者，外附于脐上，回运环反十六曲，大二寸半，径八分分之少半，长三丈二尺。回肠当脐，左②环回周叶积而下，回运环［反］十六曲，大四寸，径一寸寸之少半，长二丈一尺。广肠傅（传）③ 脊，以受回肠，左环叶积（脊）上下，辟大八寸，径二寸寸之大半，长二尺八寸。肠胃所入至所出，长六丈四寸四分，回曲环反，三十二曲也。

平人绝谷第三十二

黄帝曰：愿闻人之不食，七日而死何也？伯高曰：臣请言其故。胃大一尺五寸，径五寸，长二尺六寸，横屈受水谷三斗五升。其中之谷，常留二斗，水一斗五升而满。上焦泄气，出其精微，慓悍滑疾，

---

① 二：元本同。明赵府本作“一”。

② 左：《素问·奇病论》王注引《灵枢》作“右”。

③ 傅：原作“传”，据《太素》卷十三《肠度》改。《素问·奇病论》王注引《灵枢》作“附”，“傅”与“附”通。

下焦下溉诸肠。小肠大二寸半，径八分分之少半，长三丈二尺，受谷二斗四升①，水六升三合合之大半。回肠大四寸，径一寸寸之少半，长二丈一尺，受谷一斗，水七升半。广肠大八寸，径二寸寸之大半，长二尺八寸，受谷九升三合八分合之一。肠胃之长，凡五丈八尺四寸②，受水谷九斗二升一合合之大半③，此肠胃所受水谷之数也。

平人则不然，胃满则肠虚，肠满则胃虚，更满更虚（更虚更满），故气得上下，五藏安定，血脉和利④，精神乃居，故神者，水谷之精气也。故肠胃之中，常（当）留谷二斗［四升］，水一斗一⑤五升，故平人日再后，后二升半，一日中五升，七日五七三斗五升，而留水谷尽矣。故平人不食饮七日而死者，水谷精气津液皆尽故也。

海论第三十三

黄帝问于岐伯曰：余闻刺法于夫子，夫子之所言，不离于营卫血气。夫十二经脉者，内属于藏府，外络于肢节，夫子乃合之于四海乎？岐伯答曰：人亦有四海、十二经水。经水者，皆注于海。海有东西南北，命曰四海。黄帝曰：以人应之奈何？岐伯曰：人有髓海，有血海，有气海，有水谷之海，凡此四者，以应四海也。

---

① 受谷二斗四升：《太素》卷十三《肠度》作“受一斗三合合之大半，谷四升”。

② 五丈八尺四寸：《太素》卷十三《肠度》作“六丈四寸四分”。

③ 九斗二升一合合之大半：《太素》卷十三《肠度》作“六斗六升六合八分合之一”。

④ 利：原作“则”，据明赵府本改。

⑤ 一：原作“五”，据《太素》卷十三《肠度》改。

黄帝曰：远乎哉！夫子之合人天地四海也，愿闻应之奈何？岐伯答曰：必先明知阴阳表里荥输所在，四海定矣。

黄帝曰：定之奈何？岐伯曰：胃者［为］水谷之海，其输上在气街，下至三里。冲脉者，为十二经之海，其输上在于大杼，下出于巨虚之上下廉。膻中者，为气之海，其输上在于柱骨之上下，前在于人迎。脑为髓之海，其输上在于其盖，下在风府。

黄帝曰：凡此四海者，何利何害？何生何败？岐伯曰：得顺者生，得逆者败。知调者利，不知调者害。

黄帝曰：四海之逆顺奈何？岐伯曰：气海有余，则[①]气满胸中悗，［急］息面赤；气海不足，则气少不足以言。血海有余，则常想其身大，怫然不知其所病；血海不足，则（亦）常想其身小，狭然不知其所病。水谷之海有余，则腹满［胀］；水谷之海不足，则饥不受谷食。髓海有余，则轻劲多力，自过其度；髓海不足，则脑转耳鸣，胫酸眩冒，目无所见，懈怠安卧。

黄帝曰：余已闻逆顺，调之奈何？岐伯曰：审守其输，而调其虚实，无犯其害，顺者得复，逆者必败。黄帝曰：善。

---

① 则：原作“者”，属上读，据《甲乙》卷一第八改。

新刊黄帝内经灵枢·卷第十二

五乱第三十四

黄帝曰：经脉十二者，别为五行，分为四时，何失而乱？何得而治？岐伯曰：五行有序，四时有分，相顺则治，相逆则乱。

黄帝曰：何谓相顺［而治］？岐伯曰：经脉十二者，以应十二月。十二月者，分为四时。四时者，春秋冬夏，其气各异，营卫相随，阴阳已和，清浊不相干①，如是则顺②而治。

黄帝曰：何谓［相］逆而乱？岐伯曰：清气在阴，浊气在阳，营气顺脉③，卫气逆行，清浊相干，乱于胸中，是谓大悗。故气乱于心，则烦心密嘿，俯首静伏；乱于肺，则俯仰喘喝，接④手以呼；乱于肠胃，则为霍乱；乱于臂胫，则为四厥；乱于头，则为厥逆，头重眩仆。

黄帝曰：五乱者，刺之有道乎？岐伯曰：有道以来，有道以去，审知其道，是谓身宝。黄帝曰：善。愿闻其道。岐伯曰：气在于心者，取之手少阴［经］、心主之输。气在于肺者，取之手太阴荥、足

① 干：元本同。明赵府本误作“于”。

② 顺：下原有“之”字，据《太素》卷十二《营卫气行》删。

③ 脉：《太素》卷十二《营卫气行》作“行”。

④ 接：《甲乙》卷六第四作“按”。

少阴输。气在于肠胃者，取之足太阴、阳明，不①下者，取之三里。气在于头者，取之天柱、大杼，不知，取足太阳荥输。气在于臂足，取之先去血脉，后取其阳明、少阳之荥输。

黄帝曰：补泻奈何？岐伯曰：徐入徐出，谓之导气。补泻无形，谓之同精。是非有余不足也，乱气之相逆也。黄帝曰：光（允）乎哉道，明乎哉论，请着之玉版，命曰治乱也。

胀论第三十五

黄帝曰：脉之应于寸口，如何而胀？岐伯曰：其脉②大坚［直］以涩者，胀也。黄帝曰：何以知藏府之胀也？岐伯曰：阴为藏，阳为府。

黄帝曰：夫气之令人胀也，在于血脉之中耶？藏府之内乎？岐伯曰：三一云二字者皆存焉，然非胀之舍也。黄帝曰：愿闻胀之舍。岐伯曰：夫胀者，皆在于藏府之外，排藏府而郭胸胁，胀皮肤，故命曰胀。

黄帝曰：藏府之在胸胁腹里③之内也，若匣匮之藏禁器也，各有次舍，异名而同处，一域之中，其气各异，愿闻其故。黄帝曰：未解其意，再问④。岐伯曰：夫胸腹，藏府之［城］郭也。膻中者，心主

---

① 不：《太素》卷十二《营卫气行》无，“下者”连上“阳明”为句，据杨注“阳明下者”即指三里。

② 脉：《太素》卷二十九《胀论》、《甲乙》卷八第三作“至”，义长。

③ 里：《太素》卷二十九《胀论》作“裹”。

④ 黄帝曰：未解其意，再问：《太素》卷二十九《胀论》、《甲乙》卷八第三并无此九字。疑衍或上有脱文。

之宫城①也。胃者，太仓也。咽喉小肠者，传道（送）也。胃之五窍者，闾里门户也。廉泉玉英者，津液之道也。故五脏六腑者，各有畔界，其病各有形状。营气循脉，卫气逆②为脉胀，卫气并脉，循分［肉］为肤胀。［取］三里而泻［之］，近者一下，远者三下，无问虚实，工在疾泻。

黄帝曰：愿闻胀形。岐伯曰：夫心胀者，烦心短气，卧不安。肺胀者，虚满而喘咳。肝胀者，胁下满而痛引小腹。脾胀者，善哕，四肢烦悗，体重不能胜衣，卧不安③。肾胀者，腹满引背怏怏（央央）然，腰髀痛。六府胀：胃胀者，腹满，胃脘痛，鼻闻焦臭，妨于食，大便难。大肠胀者，肠鸣而痛濯濯，冬日重感于④寒则飧泄［食］不化。小肠胀者，少腹䐜胀，引腰而痛。膀胱胀者，少腹满而气癃。三焦胀者，气满于皮肤中，轻轻⑤然而不坚。胆胀者，胁下痛胀，口中苦，善太息。凡此诸胀⑥，其道在一，明知逆顺，针数不失。泻虚补实，神去其室，致邪失正，真不可定，粗之所败，谓之夭命。补虚泻实，神归其室，久塞其空，谓之良工。

黄帝曰：胀者焉生？何因而有［名］？岐伯曰：卫气之在身

---

① 宫城：《甲乙》卷八第三作“中宫”，《太素》卷二十九《胀论》作“官城”。

② 卫气逆：《太素》卷二十九《胀论》无此三字。

③ 卧不安：系涉上“心胀”条文而衍，应据《太素》卷二十九《胀论》、《甲乙》卷八第三删。

④ 濯濯，冬日重感于：此七字刘衡如据《脉经》卷六第八及《千金》卷十八第一断为衍文。

⑤ 轻轻：《太素》卷二十九《胀论》、《甲乙》卷八第三并作“㱿㱿”。“壳”本作“㱿”，物皮空也。似是。

⑥ 胀：下原有“者”字，据《太素》卷二十九《胀论》、《甲乙》卷八第三删，以成四言韵文。

也，常[①]并脉循分肉，行有逆顺，阴阳相随，乃得天和，五藏更始，四时有[②]序，五谷乃化。然后[③]厥气在下，营卫留止，寒气逆上，真邪相攻，两气相搏，乃合为胀也。黄帝曰：善。何以解惑？岐伯曰：合之于真，三合而得。帝曰：善。

黄帝问于岐伯曰：《胀论》言无问虚实，工在疾泻，近者一下，远者三下。今有其三而不[④]下者，其过焉在？岐伯对曰：此言陷于肉肓而中气穴者也。不中气穴，则气内闭；针不陷肓，则气不行，上[⑤]越中肉，则卫气相乱，阴阳相逐。其于胀也，当泻不泻，气故不下，三而不下，必更其道，气下乃止，不下复始，可以万全，乌有殆者乎？其于胀也，必审其诊（胗），当泻则泻，当补则补，如鼓应桴，恶有不下者乎？

五癃津液别[⑥]第三十六

黄帝问于岐伯曰：水谷入于口，输于肠胃，其液别为五。天寒衣薄则为溺与气，天热衣厚则为汗。悲哀气并则为泣，中热胃缓则为唾。邪气内逆，则气为之闭塞而不行，不行则为水胀，余知其然也，不知其何由生，愿闻其道。

---

① 常：下原有“然”字，据《太素》卷二十九《胀论》、《甲乙》卷八第三删。

② 有：元本、《太素》卷二十九《胀论》同。明赵府本作“循”。

③ 后：《甲乙》卷八第三作“而”。

④ 不：明赵府本同，元本作“下”。

⑤ 上：《太素》卷二十九《胀论》作“不”。

⑥ 五癃津液别：刘衡如据本篇末句及《甲乙》卷一第十三篇目，认为此篇篇名应作“津液五别”，其说可从。

岐伯曰：水谷皆入于口，其味有五，各注其海，津液各走其道。故上（三）焦出气，以温肌肉，充皮肤，为①津；其留（流）而不行者为液。天暑衣厚则腠理开，故汗出；寒留于分肉之间，聚沫则为痛。天寒则腠理闭，气涩（湿）不行，水下溜（留）于膀胱，则为溺与气。

五脏六腑，心为之主，耳为之听，目为之候，肺为之相，肝为之将，脾为之卫，肾为之主外。故五脏六腑之津液，尽上渗于目，心悲气并则心系急，心系急则肺［叶］举，肺举则液上溢。夫心系与肺，不能常举，乍上乍下，故咳②而泣出矣。

中热则胃中消谷，谷消（消谷）则虫上下作，肠胃充郭故胃缓，胃缓则气逆，故唾出。

五谷之津液，和合而为膏③者，内渗入于骨空，补益脑髓，而下流于阴股。阴阳不和，则使液溢而下流于阴，髓液皆减而下，下过度则虚，虚故腰脊（背）痛而胫酸。

阴阳气道不通，四海闭塞，三焦不泻，津液不化，水谷并于（行）肠胃之中，别于回肠，留于下焦，不得渗膀胱，则下焦胀，水溢则为水胀，此津液五别之逆顺也。

五阅五使第三十七

黄帝问于岐伯曰：余闻刺有五官五阅，以观五气。五气者，五藏

---

① 为：下原有“其”字，据《太素》卷二十九《津液》、《甲乙》卷一第十三删。

② 咳：《太素》卷二十九《津液》作“呿”。杨注：“呿者，泣出之时，引气张口也。”

③ 膏：原作“高”，元本同，据明赵府本改。

之使也，五时之副也。愿闻其五使当安出？岐伯曰：五官者，五藏之阅也。黄帝曰：愿闻其所出，令可为常。岐伯曰：脉出于气口，色见于明堂，五色更出，以应五时，各如其常，经气入藏，必当治里。

帝曰：善。五色独决于明堂乎？岐伯曰：五官已辨，阙庭必张，乃立明堂。明堂广大，蕃蔽见外，方壁高基，引垂居外，五色乃治，平博广大，寿中百岁。见此者，刺之必已，如是之人者，血气有余，肌肉坚致，故可苦[①]以[②]针。

黄帝曰：愿闻五官。岐伯曰：鼻者，肺之官也；目者，肝之官也；口唇者，脾之官也；舌者，心之官也；耳者，肾之官也。黄帝曰：以官何候？岐伯曰：以候五藏。故肺病者，喘息鼻张[③]；肝病者，眦青；脾病者，唇黄；心病者，舌卷短，颧赤；肾病者，颧与颜黑。

黄帝曰：五脉安出，五色安见，其常色殆者如何？岐伯曰：五官不辨，阙庭不张，小其明堂，蕃蔽不见，又埤其墙，墙下无基，垂角去外，如是者，虽平常殆，况加疾哉。

黄帝曰：五色之见于明堂，以观五藏之气，左右高下，各有形乎？岐伯曰：府藏之在中也，各以次舍，左右上下，各如其度也。

逆顺肥瘦[④]第三十八

黄帝问于岐伯曰：余闻针道于夫子，众多毕悉矣。夫子之道应，

---

① 苦：刘衡如认为详文义当作“治”字。

② 以：原作“已”，据明赵府本改。

③ 张：元本同。明赵府本误作“胀”。

④ 逆顺肥瘦：本书《根结》篇引作“逆顺五体”。

若失而据，未有坚然者也。夫子之问学熟乎，将审察于物而心生之乎？岐伯曰：圣人之为道者，上合于天，下合于地，中合于人事，必有明法，以起度数，法式检押，乃后可传焉。故匠人不能释尺寸而意短长，废绳墨而起平水①也，工人不能置规而为圆，去矩而为方。知用此者，固②自然之物，易用之教，逆顺之常也。

黄帝曰：愿闻自然奈何？岐伯曰：临深决水，不用功力，而水可竭也；循掘决冲，[不顾坚密，]而经可通也。此言气之滑涩，血之清浊，行之逆顺也。

黄帝曰：愿闻人之白黑肥瘦少（小）长，各有数乎？岐伯曰：年质壮大，血气充盈，肤革坚固，因加以邪，刺此者，深而留之。此肥人也。广肩腋，项肉薄，厚皮而黑色，唇临临然，其血黑以浊，其气涩以迟，其为人也，贪于取与，刺此者，深而留之，多益其数也。

黄帝曰：刺瘦人奈何？岐伯曰：瘦人者，皮薄色少，肉廉廉然，薄唇轻言，其血清气滑，易脱于气，易损于血，刺此者，浅而疾之。

黄帝曰：刺常人奈何？岐伯曰：视其白黑，各为调之，其端正敦厚者，其血气和调，刺此者，无失常数也。

黄帝曰：刺壮士真骨者奈何？岐伯曰：刺壮士真骨，坚肉缓节监监然。此人重则气涩血浊，刺此者，深而留之，多益其数；劲则气滑血清，刺此者，浅而疾之。

黄帝曰：刺婴儿奈何？岐伯曰：婴儿者，其肉脆，血少气弱，刺此者，以毫刺③，浅刺而疾发针，日再可也。

---

① 平水：元本同。明赵府本误作“平木”。《太素》卷二十二《刺法》作“水平”。

② 固：《太素》卷二十二《刺法》作“因”。

③ 毫刺：明赵府本“毫”作“豪”。《太素》卷二十二《刺法》、《甲乙》卷五第六“刺”作“针”。

黄帝曰：临深决水奈何？岐伯曰：血清气浊①，疾泻之，则气竭焉。黄帝曰：循掘决冲奈何？岐伯曰：血浊气涩，疾泻之，则经可通也。

黄帝曰：脉行之逆顺奈何？岐伯曰：手之三阴，从藏走手；手之三阳，从手走头；足之三阳，从头走足；足之三阴，从足走腹。

黄帝曰：少阴之脉独下行何也？岐伯曰：不然。夫冲脉者，五脏六腑之海也，五脏六腑皆禀焉。其上者，出于颃颡，渗诸阳，灌诸精；其下者，注少阴之大络，出于气街，循阴股内廉，入腘中，伏行骭②骨内，下至内踝之后属而别；其下者，并于少阴之经，渗三阴；其前者，伏行出跗属，下循跗，入大指间，渗诸络而温肌肉。故别络结则跗上不动，不动则厥，厥则寒矣。

黄帝曰：何以明之？岐伯曰：以言导之，切而验之，其非必动，然后乃可明逆顺之行也。

黄帝曰：窘乎哉！圣人之为道也。明于日月，微③于毫厘，其非夫子，孰能道之也。

血络论第三十九

黄帝曰：愿闻其奇邪而不在经者。岐伯曰：血络是也。黄帝曰：刺血络而仆者，何也？血出而射者，何也？血出（少）黑而浊者，何也？血出清而半为汁者，何也？发针而肿者，何也？血出若多若少而

① 浊：《太素》卷二十二《刺法》作“滑”，当从。
② 骭：《太素》卷十《冲脉》作“胻”。
③ 微：《太素》卷十《冲脉》作“徹彻”。

面色苍苍然，何也？发针而面色不变而烦悗者，何也？多出血而不动摇者，何也？愿闻其故。

岐伯曰：脉气盛而血虚者，刺之则脱气，脱气则仆。血气俱盛而阴气多者，其血滑，刺之则射；阳气畜积，久留而不泻者，其血黑以浊，故不能射。新饮而液渗于络，而未合和于血也，故血出而汁别焉；其不新饮者，身中有水，久则为肿。阴气积于阳，其气因于络，故刺之血未出而气先行，故肿。阴阳之气，其新相得而未和合，因而泻之，则阴阳俱脱，表里相离，故脱色而苍苍然。刺之血出多，色不变而烦悗者，刺络而虚经，虚经之属于阴者，阴脱，故烦悗。阴阳相得而合为痹者，此为内溢于经，外注于络，如是者，阴阳俱有余，虽多出血而弗能虚也。

黄帝曰：相之奈何？岐伯曰：血脉盛者（者盛），坚横以赤，上下无常处，小者如针，大者如筯[①]，即（则）而泻之万全也。故无失数矣。失数而反，各如其度。

黄帝曰：针入而肉著者，何也？岐伯曰：热气因于针，则针热，热则肉着于针，故坚焉。

阴阳清浊第四十

黄帝曰：余闻十二经脉，以应［十二经水。］十二经水者，其五色各异，清浊不同，人之血气若一，应之奈何？岐伯曰：人之血气，苟能若一，则天下为一矣，恶有乱者乎？

---

① 筯：明赵府本、《甲乙》卷一第十四同。《太素》卷二十三《量络刺》作“梠”。

黄帝曰：余问一人，非问天下之众。岐伯曰：夫一人者，亦有乱气，天下之众，亦有乱人，其合为一耳。

黄帝曰：愿闻人气之清浊。岐伯曰：受谷者浊，受气者清。清者注阴，浊者注阳。浊而清者，上出于咽；清而浊者，则下行。清浊相干，命曰乱气。

黄帝曰：夫阴清而阳浊，浊者①有清，清者有浊，清浊别之奈何？岐伯曰：气之大别，清者上注于肺，浊者下走于胃。胃之清气，上出于口；肺之浊气，下注于经，内积于海。

黄帝曰：诸阳皆浊，何阳独（浊）甚乎？岐伯曰：手太阳独受阳之浊，手太阴独受阴之清。其清者上走空窍，其浊者下行诸经。诸阴皆清，足太阴独受其浊。

黄帝曰：治之奈何？岐伯曰：清者其气滑，浊者其气涩，此气之常也。故刺阴②者，深而留之；刺阳③者，浅而疾之；清浊相干④，以数调之也。

---

① 者：《甲乙》卷一第十二作“中”。下“者”字同。

② 阴：《太素》卷十二《营卫气行》作“阳”，与本书《逆顺肥瘦》“气涩血浊，刺此者，深而留之”义合，可从。

③ 阳：《太素》卷十二《营卫气行》作“阴”，与本书《逆顺肥瘦》“气滑血清，刺此者，浅而疾之”义合，可从。

④ 干：元本同。明赵府本误作“于”。

新刊黄帝内经灵枢·卷第十三

阴阳系日月第四十一

黄帝曰：余闻天为阳，地为阴，日为阳，月为阴，其合之于人，奈何？岐伯曰：腰以上为天，腰以下为地，故天为阳，地为阴。故足之十二经脉，以应十二月，月生于水，故在下者为阴。手之十指，以应十日，日生于（主）火，故在上者为阳。

黄帝曰：合之于脉，奈何？岐伯曰：寅者，正月之生阳也，主左足之少阳；未者六月，主右足之少阳。卯者二月，主左足之太阳；午者五月，主右足之太阳。辰者三月，主左足之阳明；巳者四月，主右足之阳明，此两阳合于前，故曰阳明。申者，七月之生阴也，主右足之少阴；丑者，十二月，主左足之少阴。酉者八月，主右足之太阴；子者十一月，主左足之太阴。戌者九月，主右足之厥阴；亥者十月，主左足之厥阴，此两阴交尽，故曰厥阴。

甲主左手之少阳，己主右手之少阳。乙主左手之太阳，戊主右手之太阳。丙主左手之阳明，丁主右手之阳明，此两火并合，故为阳明。庚主右手之少阴，癸主左手之少阴。辛主右手之太阴，壬主左手之太阴。

故足之阳者，阴中之少阳也；足之阴者，阴中之太阴也。手之阳者，阳中之太阳也；手之阴者，阳中之少阴也。腰以上者为阳，腰以下者为阴。其于五藏也，心为阳中之太阳，肺为阳（阴）中之少阴，肝为阴中之少阳，脾为阴中之至阴，肾为阴中之太阴。

黄帝曰：以治①奈何？岐伯曰：正月、二月、三月，人气在左，无刺左足之阳；四月、五月、六月，人气在右，无刺右足之阳；七月、八月、九月，人气在右，无刺右足之阴；十月、十一月、十二月，人气在左②，无刺左足之阴。

黄帝曰：五行以东方为甲乙木王③春，春者苍色主肝，肝者[主]足厥阴也。今乃以甲为左手之少阳，不合于数，何也？岐伯曰：此天地之阴阳也，非四时五行之以次行也。且夫阴阳者，有名而无形，故数之可十，离之可百，散之可千，推之可万，此之谓也。

病传第四十二

黄帝曰：余受九针于夫子，而私览于诸方，或有导引行气、乔摩、灸④、熨、刺、焫⑤、饮药之一者，可独守耶，将尽行之乎？岐伯曰：诸方者，众人之方也，非一人之所尽行也。

黄帝曰：此乃所谓守一勿失，万物毕者也。今余已闻阴阳之要，虚实之理，倾移之过，可治之属，愿闻病之变化，淫传绝败而不可治者，可得闻乎？岐伯曰：要乎哉问！道，昭乎其如旦⑥醒，窘乎其如

① 治：明赵府本下有“之”字，元本亦无。

② 左：元本同，明赵府本误作“足”。

③ 王：《太素》卷五《阴阳合》作“主”。

④ 灸：原作“炙”，明赵府本同，据元本改。

⑤ 焫：原作“炳”，据明赵府本改。

⑥ 旦：原作“且”，元本同。明赵府本作“日”，据《甲乙》卷六第十改。下同。

夜瞑，能被而服之，神与俱成，毕将服之，神自得之，生神之理，可着于竹帛，不可传于子孙。

黄帝曰：何谓旦醒？岐伯曰：明于阴阳，如惑之解，如醉之醒。黄帝曰：何谓夜瞑？岐伯曰：瘖[①]乎其无声，漠乎其无形，折毛发理，正气横倾，淫邪泮衍，血脉传溜，大气入藏，腹痛下淫，可以致死，不可以致生。

黄帝曰：大气入藏奈何？岐伯曰：病先发于心，一日而之肺，三日而之肝，五日而之脾，三日不已，死。冬夜半，夏日中。病先发于肺，三日而之肝，一日而之脾，五日而之胃，十日不已，死。冬日入，夏日出。病先发于肝，三日而之脾，五日而之胃，三日而之肾，三日不已，死。冬日入[②]，夏蚤食。病先发于脾，一日而之胃，二日而之肾，三日而之膂、膀胱，十日不已，死。冬人定，夏晏食。病先发于胃，五日而之肾，三日而之膂、膀胱，五日而上之心，二[③]日不已，死。冬夜半，夏日昳。病先发于肾，三日而之膂、膀胱，三日而上之心，三日而之小肠，三日不已，死。冬大晨，夏晏[④]晡。病先发于膀胱，五日而之肾，一日而之小肠，一日而之心，二日不已，死。冬鸡鸣，夏下晡。诸病以次相传，如是者皆有死期，不可刺也，间一藏及二三四藏者，乃可刺也。

---

① 瘖：原作“瘏”，据明赵府本改。

② 日入：《甲乙》卷六第十作“日中”。

③ 二：《素问·标本病传论》、《甲乙》卷六第十并作“六”。

④ 晏：原作“早”，明赵府本同，据《素问·标本病传论》、《甲乙》卷六第十改。

淫邪发梦第四十三

黄帝曰：愿闻淫邪泮衍奈何？岐伯曰：正邪从外袭内，而未有定舍，反淫于藏，不得定处，与营卫俱行，而与魂魄飞扬，使人卧不得安而喜梦。［凡］气淫于府，则［梦］有余于外，不足于内；气淫于藏，则［梦］有余于内，不足于外。

黄帝曰：有余不足，有形乎？岐伯曰：阴气盛，则梦涉大水而恐惧；阳气盛，则梦［蹈］① 大火而燔焫②；阴阳俱盛，则梦相杀［毁伤］。上盛则梦飞，下盛则梦堕。甚饥则梦取，甚饱则梦予。肝气盛，则梦怒；肺气盛，则梦恐惧、哭泣、飞扬；心气盛，则梦喜（善）笑、恐畏；脾气盛，则梦歌乐，身体重不举③；肾气盛，则梦腰脊两解不属。凡此十二盛者，至而泻之，立已。

厥气客于心，则梦见丘山烟火；客于肺，则梦飞扬，见金铁之［器及］奇物；客于肝，则梦见山林树木；客于脾，则梦见丘陵大泽，坏屋风雨；客于肾，则梦临渊，没居水中；客于膀胱，则梦游行；客于胃，则梦饮食；客于大肠，则梦田野；客于小肠，则梦聚邑冲衢；客于胆，则梦斗讼自刳；客于阴器，则梦接内；客于项，则梦斩首；客于胫，则梦行走而不能前，及居深地窌苑中；客于股肱，则梦礼节拜起④；客于胞脏，则梦溲便。凡此十五不足者，至而补之立已也。

---

① 蹈：原脱，据《千金》卷一第四补。

② 焫：《素问·脉要精微论》作“灼”。

③ 身体重不举：《甲乙》卷六第八作“体重足不举”。

④ 起：《甲乙》卷六第八作“跪”。

顺气一日分为四时第四十四

黄帝曰：夫百病之所始生者，必起于燥湿寒暑风雨，阴阳喜怒，饮食居处，气合而有形，得藏而有名，余知其然也。夫百病者，多以旦慧、昼安、夕加、夜甚，何也？岐伯曰：四时之气使然。

黄帝曰：愿闻四时之气。岐伯曰：春生、夏长、秋收、冬藏，是气之常也，人亦应之。以一日分为四时，朝则为春，日中为夏，日入为秋，夜半为冬。朝则人气始生，病气衰，故旦慧；日中人气长，长则胜邪，故安；夕则人气始衰，邪气始生，故加；夜半人气入藏，邪气独居于身，故甚也。

黄帝曰：其时有反者何也？岐伯曰：是不应四时之气，藏独主其①病者，是必以藏气之所不胜时者甚，以其所胜时者起也。

黄帝曰：治之奈何？岐伯曰：顺天之时，而病可与期。顺者为工，逆者为粗。

黄帝曰：善。余闻刺有五变，以主五输，愿闻其数。岐伯曰：人有五藏，五藏有五变，五变有五输，故五五二十五输，以应五时。

黄帝曰：愿闻五变。岐伯曰：肝为牡藏，其色青，其时春，其日甲乙②，其音角，其味酸。心为牡藏，其色赤，其时夏，其日丙丁，其音徵，其味苦。脾为牝藏，其色黄，其时长夏，其日戊己，其音

---

① 其：原作“甚”，据明赵府本改。

② 其日甲乙：原在“其味酸”后，据《甲乙》卷一第二移改，以与下文例合。

宫，其味甘。肺为牝藏，其色白，其时秋，其日庚辛，其音商①，其味辛。肾为牝藏，其色黑，其时冬，其日壬癸，其音羽，其味咸，是为五变。

黄帝曰：以主五输奈何？[岐伯曰：] 藏主冬，冬刺井；色主春，春刺荥；时主夏，夏刺输；音主长夏，长夏刺经；味主秋，秋刺合。是谓五变以主五输。

黄帝曰：诸原安合，以致六输？岐伯曰：原独不应五时，以经合之，以应其数，故六六三十六输。

黄帝曰：何谓藏主冬，时主夏，音主长夏，味主秋，色主春？愿闻其数。岐伯曰：病在藏者，取之井；病变于色者，取之荥；病时间时甚者，取之输；病变于音者，取之经，经满而血者；病在胃及以饮食不节得病者，取之于合，故命曰味主合。是谓五变也。

外揣第四十五

黄帝曰：余闻《九针》九篇，余亲受（授）其调，颇得其意。夫②九针者，始于一而终于九，然未得其要道也。夫九针者，小之则无内，大之则无外，深不可为下，高不可为盖，恍惚无穷，流溢无极，余知其合于天道人事四时之变也，然余愿 [闻] 杂之毫毛，浑束为一，可乎？岐伯曰：明乎哉问也！非独针道焉，夫治国亦然。

黄帝曰：余愿闻针道，非国事也。岐伯曰：夫治国者，夫惟道

① 其音商：原在“其时秋”前。据《甲乙》卷一第二移改，以与上下文例合。

② 夫：原作“天”，据明赵府本改。

焉。非道，何可小大浅深杂合为一乎？

黄帝曰：愿卒闻之。岐伯曰：日与月焉，水与镜焉，鼓与响焉。夫日月之明，不失其影；水镜之察，不失其形；鼓响之应，不后其声。[治则] 动摇应和①，尽得其情。

黄帝曰：窘乎哉！昭昭之明不可[蔽]也。其不可蔽[者]，不失阴阳也。合而察之，切而验之，见而得之，若清水明镜之不失其形也。五音不彰，五色不明，五藏波荡，若是则内外相袭，若鼓之应桴，响之应声，影之似形。故远者司外揣内，近者司内揣外，是谓阴阳之极，天地之盖，请藏之灵兰之室，弗敢使泄也。

① 治则动摇应和：原作"动摇则应和"，据《太素》卷十九《知要道》改。

新刊黄帝内经灵枢·卷第十四

五变第四十六

黄帝问于少俞曰：余闻百疾之始期也，必生于风雨寒暑，循毫毛而入腠理，或复还，或留止，或为风肿汗出，或为消瘅，或为寒热，或为留痹①，或为积聚。奇邪淫溢，不可胜数，愿闻其故。夫同时得病，或病此，或病彼，意者天之为人生风乎？何其异也？少俞曰：夫天之生风者，非以私百姓也，其行公平正直，犯者得之，避者得无殆，非求人而人自犯之。

黄帝曰：一时遇风，同时得病，其病各异，愿闻其故。少俞曰：善乎哉问！请论以比匠人。匠人磨斧斤，砺刀削，斫材木，木之阴阳，尚有坚脆，坚者不入，脆者皮弛，至其交节，而缺斤斧焉。夫一木之中，坚脆不同，坚者则刚，脆者易伤，况其材木之不同，皮之厚薄，汁之多少，而各异耶？夫木之蚤花先生叶者，遇春霜烈风，则花落而叶萎；久曝大旱，则脆木薄皮者，枝条汁少而叶萎；久阴淫雨，则薄皮多汁者，皮溃而漉；卒风暴起，则刚脆之木，枝折杌伤；秋霜疾风，则刚脆之木，根摇而叶落。凡此五者，各有所伤，况于人乎！

黄帝曰：以人应木，奈何？少俞答曰：木之所伤也，皆伤其枝，

① 痹：元本同。明赵府本作“瘅”。

枝之刚脆而坚，未成伤也。人之有常病也，亦因其骨节皮肤腠理之不坚固者，邪之所舍也，故常为病也。

黄帝曰：人之善病风厥漉汗者，何以候之？少俞答曰：肉不坚，腠理疏，则善病风。黄帝曰：何以候肉之不坚也？少俞答曰：䐃䐃肉不坚而无分理，理者粗理，粗理[1]而皮不致者，腠理疏，此言其浑然者。

人之善病消瘅者，何以候之？少俞答曰：五藏皆柔弱者，善病消瘅。黄帝曰：何以知五藏之柔弱也？少俞答曰：夫柔弱者，必有刚强，刚强多怒，柔者易伤也。黄帝曰：何以候柔弱之与刚强？少俞答曰：此人薄皮肤，而目坚固以深者，长冲[2]直扬，其心刚，刚则多怒，怒则气上逆，胸中畜积，血气逆留，臗皮充肌[3]，血脉不行，转而为热，热则消肌肤，故为消瘅。此言其人暴刚而肌肉弱者也。

黄帝曰：人之善病寒热者，何以候之？少俞答曰：小骨弱肉者，善病寒热。黄帝曰：何以候骨之小大，肉之坚脆，色之不一也？少俞答曰：颧骨者，骨之本也。颧大则骨大，颧小则骨小。皮肤薄而其肉［弱］无䐃，其臂懦懦然，其地色炲（殆）然，不与其天同色，污然独异，此其候也。然后臂薄者，其髓不满，故善病寒热也。

黄帝曰：何以候人之善病痹者？少俞答曰：粗理而肉不坚者，善病痹。黄帝曰：痹之高下有处乎？少俞答曰：欲知其高下者，各视其部[4]。

---

① 无分理，理者粗理，粗理：《甲乙》卷十一第六作“无分理者，肉不坚肤粗”。

② 冲：《甲乙》卷十一第六作“衡”，本书《论勇》亦作“衡”，似是。“衡”谓眉目之间。

③ 臗皮充肌：《甲乙》卷十一第六作“腹皮充胀”。

④ 各视其部：《甲乙》卷八第一上作“视其三部”。

黄帝曰：人之善病肠中积聚者，何以候之？少俞答曰：皮肤薄而不泽，肉不坚而淖泽。如此，则肠胃恶，恶则邪气留止，积聚乃伤①，脾胃之间，寒温不次，邪气稍至，蓄积留止，大聚乃起。

黄帝曰：余闻病形，已知之矣。愿闻其时。少俞答曰：先立其年，以知其时。时高则起，时下则殆，虽不陷下，当年有冲通，其病必起，是谓因形而生病，五变之纪也。

本脏第四十七

黄帝问于岐伯曰：人之血气精神者，所以奉生而周于性命者也。经脉者，所以行血气而营阴阳，濡筋骨，利关节者也。卫气者，所以温分肉，充皮肤，肥腠理，司关②合者也。志意者，所以御精神，收魂魄，适寒温，和喜怒者也。是故血和则经脉流行，营复阴阳，筋骨劲强，关节清③利矣。卫气和则分肉解利，皮肤调柔，腠理致密矣。志意和则精神专直，魂魄不散，悔怒不起，五藏不受邪矣。寒温和则六府化谷，风痹不作，经脉通利，肢节得安矣。此人之常平也。五藏者，所以藏精神血气魂魄者也。六府者，所以化水谷而行津液者也。此人之所以具受于天也，无愚智贤不肖，无以相倚也。然有其独尽天④寿，而无邪僻之病，百年不衰，虽犯风雨，卒寒大暑，犹有弗能害也。有其不离屏蔽室内，无怵惕之恐，然犹不免于病，何也？愿闻

① 伤：《甲乙》卷八第一上作“作”。

② 关：《素问·生气通天论》《阴阳应象大论》王注引《灵枢》文并作“开”。

③ 清：《太素》卷六《五藏命分》作“滑”。

④ 天：原作“夭”，据明赵府本改。

其故。

岐伯对曰：窘乎哉问也。五藏者，所以参天地，副阴阳，而连四时，化五节者也。五藏者，固有小大、高下，坚脆、端正、偏倾者；六府［者,］亦有小大、长短、厚薄、结直、缓急。凡此二十五［变］者，［各］各不同，或善或恶，或吉或凶，请言其方。

心小则安，邪弗能伤，易伤以忧；心大则忧不能伤，易伤于邪。心高则满于肺中，悗而善忘，难开以言；心下则藏外，易伤于寒，易恐以言。心坚则藏安守固；心脆则善病消瘅热中。心端正，则和利难伤；心偏倾则操持不一，无守司也。

肺小则少饮，不病喘喝；肺大则多饮，善病胸痹、喉痹、逆气。肺高则上气肩息［欲］咳；肺下则逼（居）贲迫肝（肺），善胁下痛。肺坚则不病咳［逆］上气；肺脆则善（苦）病消瘅易伤［于热，喘息鼻衄］①。肺端正则和利难伤；肺偏倾则胸偏痛也。

肝小则藏安，无胁下之病；肝大则逼胃迫咽，迫咽则苦②膈中，且胁下痛。肝高则上支贲，加（切）胁下急（悗），为息贲；肝下则逼胃，胁下空，胁下空则易受邪。肝坚则藏安难伤；肝脆则善病消瘅易伤。肝端正则和利难伤；肝偏倾则胁下偏痛也。

脾小则藏安，难伤于邪也；脾大则善（苦）凑䏚而痛，不能疾行。脾高则䏚引季胁而痛；脾下则下加于大肠，下加于大肠则藏［外］善（苦）受邪。脾坚则藏安难伤；脾脆则善病消瘅易伤。脾端正则和利难伤；脾偏倾则善瘛（满）善胀也。

肾小则藏安难伤；肾大则［耳聋或鸣，汁出③,］善病腰痛，不

① 于热，喘息鼻衄：六字原脱，据《甲乙》卷一第五校语补。

② 苦：《甲乙》卷一第五作“善”。

③ 耳聋或鸣，汁出：六字原脱，据《甲乙》卷一第五校语补。

可以俯仰，易伤以邪。肾高则善（苦）背膂痛，不可以俯仰；肾下则腰尻痛，不可以俯仰［，背急缀，耳脓血出或生肉塞］，[1] 为狐疝。肾坚则不病腰背痛；肾脆则善（苦）[2] 病消瘅易伤。肾端正则和利难伤；肾偏倾则苦[3]腰尻［偏］痛也。凡此二十五变者，人之所［以］喜[4]常病［也］。

黄帝曰：何以知其然也？岐伯曰：赤色小理者心小，粗理者心大。无髑骬者心高，髑骬小短举者心下。髑骬长者心[5]坚，髑骬弱小以薄者心脆。髑骬直下不举者心端正，髑骬倚一方者心偏倾也。

白色小理者肺小，粗理者肺大。巨肩反膺陷喉者肺高，合腋张胁者肺下。好肩背厚者肺坚，肩背薄者肺脆。好肩膺（背膺厚）者肺端正，膺（胁）偏竦（踈）者肺偏倾也。

青色小理者肝小，粗理者肝大。广胸反骹者肝高，合胁兔骹者肝下。胸胁好者肝坚，胁骨弱者肝脆。膺腹好相得者肝端正，胁骨偏举者肝偏倾也。

黄色小理者脾小，粗理者脾大。揭唇者脾高，唇下纵者脾下。唇坚者脾坚，唇大而不坚者脾脆。唇上下好者脾端正，唇偏举者脾偏倾也。

黑色小理者肾小，粗理者肾大。耳高（高耳）者肾高，耳后陷者肾下。耳坚者肾坚，耳薄不坚者肾脆。耳好前居牙车者肾端正，耳偏

---

① 背急缀，耳脓血出或生肉塞：十一字原脱，据《甲乙》卷一第五校语补。

② 善：原作“苦”，元本同，据明赵府本改。

③ 苦：《甲乙》卷一第五作“善”。

④ 喜；原作“苦”，据《太素》卷六《五藏命分》改。《甲乙》卷一第五作“善”。

⑤ 心：下原有“下”字，据《太素》卷六《五藏命分》、《甲乙》卷一第五删，以与上下文例合。

高者肾偏倾也。凡此诸变者，持则安，减则病也。

帝曰：善。然非余之所问也。愿闻人之有不可病者，至尽天寿，虽有深忧大恐，怵惕之志，犹不能感（减）也，甚寒大热，不能伤也；其有不离屏蔽室内，又无怵惕之恐，然不免于病者，何也？愿闻其故。岐伯曰：五脏六腑，邪之舍也，请言其故。五脏皆小者，少病，善（苦）燋心，大愁忧；五脏皆大者，缓于事，难使以忧。五脏皆高者，好高举措；五脏皆下者，好出人下。五脏皆坚者，无病；五脏皆脆者，不离于病。五脏皆端正者，和利得人心；五脏皆偏倾者，邪心而善盗，不可以为人平①，反复言语也。

黄帝曰：愿闻六府之应。岐伯答曰：肺合大肠，大肠者，皮②其应；心合小肠，小肠者，脉其应；肝合胆，胆者，筋其应；脾合胃，胃者，肉其应；肾合三焦膀胱，三焦膀胱者，腠理毫毛其应。

黄帝曰：应之奈何？岐伯曰：肺应皮。皮厚者大肠厚，皮薄者大肠薄。皮缓腹裹（里）大者大肠缓（大）而长，皮急者大肠急而短。皮滑者大肠直，皮肉不相离者大肠结。

心应脉。皮厚者脉厚，脉厚者小肠厚；皮薄者脉薄，脉薄者小肠薄。皮缓者脉缓，脉缓者小肠大而长；皮薄而脉冲小者小肠小而短。诸阳经脉皆多纡屈者小肠结。

脾应肉③。肉䐃坚大者胃厚，肉䐃么者胃薄。肉䐃小而么者胃不坚，肉䐃不称［其］身者胃下，胃下者下管约不利。肉䐃不坚者胃缓，肉䐃无、小裹（里）累者胃急，肉䐃多、小（少）裹（里）累者胃结，胃结者上管约不利也。

---

① 平：《太素》卷六《五藏命分》作“丕”，《甲乙》卷一第五作“卒”，属下读。

② 皮：原作“支”，据明赵府本改。

③ 肉：原作“内”，据明赵府本改。

肝应爪。爪厚色黄者胆厚，爪薄色红者胆薄。爪坚色青者胆急，爪濡色赤者胆缓。爪直色白无约①者胆直，爪恶色黑多纹者胆结也。

肾应骨。密里厚皮者三焦膀胱厚，粗理薄皮者三焦膀胱薄。腠理疏（疏腠理）者三焦膀胱缓，皮急而无毫毛者三焦膀胱急。毫毛美而粗者三焦膀胱直，稀毫毛者三焦膀胱结也。黄帝曰：厚薄美恶皆有形，愿闻其所病。岐伯答曰：［各］视其外应，以知其内藏，则知［其］所病矣。

① 约：据下文例，此应作“纹”。以“无纹”与下文“多纹”相对。

新刊黄帝内经灵枢·卷第十五

禁服第四十八

雷公问于黄帝曰：细子得受业，通于九针六十篇，旦暮勤服之，远（近）者编绝，近（久）者简垢，然尚讽诵弗置，未尽解于意矣。《外揣》言浑束为一，未知所谓也。夫大则无外，小则无内，大小无极，高下无度，束之奈何？士之才力，或有厚薄，智虑褊浅，不能博大深奥，自强于学，未若细子，细子恐其散于后世，绝于子孙，敢问约之奈何？黄帝曰：善乎哉问也！此先师所①禁坐私传之也，割臂歃血之盟也，子若欲得之，何不斋乎。雷公再拜而起曰：请闻命[矣]，于是②乃斋宿三日而请曰：敢问今日正阳，细子愿以受盟。黄帝乃与俱入斋室，割臂歃血。黄帝亲祝曰：今日正阳，歃血传方，有敢背此言者，必（反）受其殃。雷公再拜曰：细③子受之。黄帝乃左握其手，右授之书，曰：慎之慎之，吾为子言之。

凡刺之理，经脉为始，营其所行，知其度量，内次（刺）五藏，外别（刺）六府，审察卫气，为百病母，调其虚实，虚实乃止，泻其

---

① 所：上原有“之”字，据《太素》卷十四《人迎脉口诊》删。
② 是：上原有“也”字，据《太素》卷十四《人迎脉口诊》删。
③ 细：原作“乎”，据明赵府本改。

血络，血尽不殆矣。雷公曰：此皆细子之所以通，未知其所约也。

黄帝曰：夫约方者，犹约囊也，囊满而弗约，则输泄，方成弗约，则神弗与（与弗）俱。雷公曰：愿为下材者，勿满而约之。黄帝曰：未满而知约之，以为工，不可以为天下师。

雷公曰：愿闻为工。黄帝曰：寸口主中，人迎主外，两者相应，俱往俱来，若引绳大小齐等。春夏人迎微大，秋冬寸口微大，如是者名曰平人。

人迎大一倍于寸口，病在足少阳，一倍而躁，在手少阳。人迎二倍，病在足太阳，二倍而躁，病在手太阳。人迎三倍，病在足阳明，三倍而躁，病在手阳明。盛则为热，虚则为寒，紧则为痛痹，代则乍甚乍间。盛则泻之，虚则补之，紧痛则取之分肉，代则取血络且[①]饮药，陷下则灸之，不盛不虚，以经取之，名曰经刺。人迎四倍者，且大且数，名曰溢阳，溢阳为外格，死不治。必审按其本末，察其寒热，以验其藏府之病。

寸口大于人迎一倍，病在足厥阴，一倍而躁，在手心主。寸口二倍，病在足少阴，二倍而躁，在手少阴。寸口三倍，病在足太阴，三倍而躁，在手太阴。盛则胀满，寒中食不化，虚则热中，出糜[②]，少气，溺色变，紧则［为］痛痹，代则乍痛乍止[③]。盛则泻之，虚则补之，紧则先刺而后灸之，代则取血络而后调[④]之，陷下则徒灸之。陷下者，脉血结于中，中有着血，血寒，故宜灸之，不盛不虚，以经取之。寸口四倍者，名曰内关，内关者，且大且数，死不治。必审察其

---

① 且：原作“其”，据明赵府本改。元本作“具”。

② 糜：原作“縻”，据《太素》卷十四《人迎脉口诊》、《甲乙》卷四第一上改。

③ 乍痛乍止：《甲乙》卷四第一上作“乍寒乍热，下热上寒”。

④ 后调：《太素》卷十四《人迎脉口诊》作“泄泻”。

本末之寒温，以验其藏府之病。通其荥（营）输，乃可传于大数。

大数曰：盛则徒泻之，虚则徒补之，紧则灸刺且饮药，陷下则徒灸之，不盛不虚，以经取之。所谓经治者，饮药，亦用（曰）灸刺。脉急则引，脉代（大）以弱，则欲安静，无劳用力（用力无劳）也。

五色第四十九

雷公问于黄帝曰：五色独决于明堂乎？小子未知其所谓也。黄帝曰：明堂者鼻也，阙者眉间也，庭者颜也，蕃者颊侧也，蔽者耳门也，其间欲方大，去之十步，皆见于外，如是者，寿必中百岁。雷公曰：五官之辨奈何？黄帝曰：明堂骨高以起，平以直，五藏次于中央，六府挟其两侧，首面上于阙庭，王宫在于下极，五藏安于胸中，真色以致，病色不见，明堂润泽以清，五官恶得无辨乎？雷公曰：其不辨者，可得闻乎？黄帝曰：五色之见也，各出其①部。［其］部骨陷者，必不免于病矣。其色部乘袭者，虽病甚，不死矣。雷公曰：［五］官［具］五色奈何？黄帝曰：青黑为痛，黄赤为热，白为寒，是谓五官。

雷公曰：病之益甚，与其方衰如何？黄帝曰：外内皆在焉。切其脉口，滑小紧以沉者，病益甚，在中；人迎气大紧以浮者，其病益甚，在外。其脉口浮［而］滑者，病日损（进）；人迎沉而滑者，病日损。其脉口滑以沉者，病日进，在内；其人迎脉滑盛以浮者，其病日进，在外。脉之浮沉及人迎与寸口气小大［齐］等者，病难已。病之在藏，沉而大者，易已，小为逆；病［之］在府，浮而大者，

① 其：下原有“色”字，据《甲乙》卷一第十五删。

其病易已。人迎盛坚者，伤于寒；气口盛坚[①]者，伤于食。

雷公曰：以色言病之间甚奈何？黄帝曰：其色粗以明［者为间］，沉夭[②]者为甚，其色上行者病益甚，其色下行如云彻散者病方已[③]。五色各有藏部，有外部，有内部也。色从外部走内部者，其病从外走内；其色从内［部］走外［部］者，其病从内走外。病生于内者，先治其阴，后治其阳，反者益甚；其病生于阳者，先治其外，后治其内，反者益甚。其脉滑大以代而长者，病从外来，目有所见，志有所恶[④]，此阳气之并也，可变而已。

雷公曰：小子闻风者，百病之始也；厥逆者，寒湿之起也。别之奈何？黄帝曰：当（常）候阙中，薄泽为风，冲浊为痹，在地为厥，此其常也，各以其色言其病。

雷公曰：人不病卒死，何以知之？黄帝曰：大气入[⑤]于脏腑者，不病而卒死矣。雷公曰：病小愈而卒死者，何以知之？黄帝曰：赤色出两颧，大如母指者，病虽小愈，必卒死。黑色出于庭[⑥]，大如母指，必不病而卒死。雷公再拜曰：善哉！其死有期乎？黄帝曰：察［其］色以言其时。

雷公曰：善乎！愿卒闻之。黄帝曰：庭者，首面也；阙上者，咽喉也；阙中者，肺也；下极者，心也；直下者，肝也；肝左者，胆也；下者，脾也；方上者，胃也；中央者，大肠也；挟大肠者，肾也；当肾者，脐也；面王以上者，小肠也；面王以下者，膀胱、

---

① 坚：《甲乙》卷一第十五、《太素》卷十四《人迎脉口诊》作“紧”。

② 夭：元本同，明赵府本作“大”。

③ 已：明赵府本作“以”，通假。

④ 恶：《甲乙》卷四第一上作“存”。

⑤ 入：元本同，明赵府本误作“人”。

⑥ 庭：《甲乙》卷一第十五作“颜”。

［字］子处也；颧者，肩也；颧后者，臂也；臂下者，手也；目内眦上者，膺乳也；挟绳而上者，背也；循牙车以下者，股也；中央者，膝也；膝以下者，胫也；当胫以下者，足也；巨分者，股里也；巨屈者，膝膑也。此五脏六腑肢节之部也，各有部分。有部分，用阳和阴，用阴和阳（用阴和阳，用阳和阴），审（当）明部分，万举万当。能别左右，是谓大通（道）。男女异位，故曰阴阳。审察泽夭，谓之良工。

沉浊为内，浮清（泽）为外，黄赤为风，青黑为痛，白为寒，黄而膏润为脓，赤甚者为血，痛甚为挛，寒甚为皮不仁。五色各见其部，察其浮沉，以知浅深，察其泽夭，以观成败，察其散抟，以知近远（远近），视色上下，以知病处，积神于心，以知往今。故相气不微，不知是非，属意勿去，乃知新故。色明不粗，沉夭为甚；不明不泽，其病不甚。其色散，驹驹然未有聚，其病散而气痛，聚未成也。

肾乘心，心先病，肾为应，色皆如是。男子色在于面王，为小腹痛，下为卵痛，其圜直为茎痛。高为本，下为首，狐疝㿗阴之属也。女子［色］在于面王，为膀胱、［字］子处之病，散为痛，抟为聚，方员左右，各如其色形。其随而下至骶（胝）为淫，有润如膏状，为暴食不洁。左为左，右为右，其色有邪，聚散而不端，面色所指者也。色者，青黑赤白黄，皆端满有别乡。别乡赤者，其色亦［赤］大如榆荚，在面王①为不月（日）。其色上锐，首空上向，下锐下向，在左右如法。以五色命藏，青为肝，赤为心，白为肺，黄为脾，黑为肾。肝合筋，心合脉，肺合皮②，脾合肉，肾合骨也。

---

① 王：原作“主”，据明赵府本改。

② 皮：原作“脾”，明赵府本同，据《甲乙》卷一第十五改。

论勇第五十

黄帝问于少俞曰：有人于此，并行并立，其年之长少等也，衣之厚薄均也，卒然遇烈风暴雨，或病或不病，或皆病，或皆不病，其故何也？少俞曰：帝问何急？黄帝曰：愿尽闻之。少俞曰：春温（青）风，夏阳风，秋凉风，冬寒风。凡此四时之风者，其所病各不同形。

黄帝曰：四时之风，病人如何？少俞曰：黄色薄皮弱肉者，不胜春之虚风；白色薄皮弱肉［者］，不胜夏之虚风；青色薄皮弱肉者，不胜秋之虚风；赤色薄皮弱肉者，不胜冬之虚风也。黄帝曰：黑色不病乎？少俞曰：黑色而皮厚肉坚，固不伤于四时之风。其皮薄而肉不坚、色不一者，长夏至而有虚风者，病矣。其皮厚而肌肉坚者，长夏至而有虚风，不病矣。其皮厚而肌肉坚者，必重感于寒，外内皆然，乃病。黄帝曰：善。

黄帝曰：夫人之忍痛与不忍痛者，非勇怯之分也。夫勇士之不忍痛者，见难则前，见痛则止。夫怯士之忍痛者，闻难则恐，遇痛不动。夫勇士之忍痛者，见难不恐，遇痛不动。夫怯士之不忍痛者，见难与痛，目转面盻，恐不能言，失气惊［悸］①，颜色变更（化）②，乍死乍生。余见其③然也，不知其何由，愿闻其故。少俞曰：夫忍痛与不忍痛者，皮肤之薄厚，肌肉之坚脆缓急之分也，非勇怯之谓也。

黄帝曰：愿闻勇怯之所由然。少俞曰：勇士者，目深以固，长衡

---

① 悸：依刘衡如校记补，与“盻”协韵。

② 更：原作“化”，依刘衡如校记改，与“生”协韵。

③ 其：原作“不”，据明赵府本改。

直扬，三焦理横，其心端直，其肝大以坚，其胆满以傍，怒则气盛而胸张，肝举而胆横，眦裂而目扬，毛起而面苍，此勇士之由然者也。黄帝曰：愿闻怯士之所由然。少俞曰：怯士者，目大而不减，阴阳相失，其焦理纵，䯏骬短而小，肝系缓，其胆不满而纵，肠胃挺，胁下空，虽方大怒，气不能满其胸，肝肺虽举，气衰复下，故不能久怒，此怯士之所由然者也。

黄帝曰：怯士之得酒，怒不避勇士者，何藏使然？少俞曰：酒者，水谷之精，熟谷之液也，其气慓悍，其入于胃中，则胃胀，气上逆，满于胸中，肝浮胆横。当是之时，固比于勇士，气衰则悔。与勇士同类，不知避之，名曰酒悖也。

背腧第五十一

黄帝问于岐伯曰：愿闻五藏之腧，出于背者。岐伯曰：胸中大腧在杼骨之端，肺腧在三椎之傍（焦之间），心腧在五椎之傍（焦之间），膈腧在七椎之傍（焦之间），肝腧在九椎之傍（焦之间），脾腧在十一椎之傍（焦之间），肾腧在十四椎之傍（焦之间），皆[①]挟脊相去三寸所，即（则）欲得而验之，按其处，应在中而痛解，乃其腧也。

灸之则可，刺之则不[②]可。气盛则泻之，虚则补之。以火补者，毋吹其火，须自灭也。以火泻者，疾吹其火，傅（传）其艾，须其火灭也。

① 皆：元本同，明赵府本误作“背”。

② 不：应据《太素》卷十一《气穴》删。

新刊黄帝内经灵枢·卷第十六

卫气第五十二

黄帝曰：五藏者，所以藏精神魂魄者也。六府者，所以受水谷而行化物者也。其气内入于（干）五藏，而外络肢节。其浮气之不循经者，为卫气。其精气之行于经者，为营气。阴阳相随，外内相贯，如环之无端，亭亭淳淳①乎，孰能穷之。然其分别阴阳，皆有标本虚实所离之处。能别阴阳十二经者，知病之所生。［知］候虚实之所在者，能得病之高下。知六府之气街者，能知解结契绍于门户。能知虚实（石）之坚软者，知补泻之所在。能知六经②标本者，可以无惑于天下。

岐伯曰：博哉圣帝之论。臣请尽意悉言之。足太阳之本，在跟以上五寸中，标在两络命门。命门者，目也。足少阳之本，在窍阴之间，标在窗笼之前。窗笼者，耳也。足少阴之本，在内踝下二（上三）寸中，标在背腧与舌下两脉也。足厥阴之本，在行间上五寸所，标在背腧也。足阳明之本，在厉兑，标在人迎颊［下，上］挟颃颡也。足太阴之本，在中封前上四寸之中，标在背腧与舌本也。手太阳之

① 亭亭淳淳：《太素》卷十《经脉标本》作“混”。

② 六府：《甲乙》卷二第四作“六经”。

本，在外踝之后，标在命门之上一寸[①]也。手少阳之本，在小指次指之间上二寸[②]，标在耳后上角下外眦也。手阳明之本，在肘骨中，上至别阳，标在颜[③]下合钳上也。手太阴之本，在寸口之中，标在腋内动［脉］也。手少阴之本，在锐骨之端，标在背腧也。手心主之本，在掌后两筋之间二寸中，标在腋下下三寸也。

凡候此者，下虚则厥，下盛则热，上虚则眩，上盛则热痛。故实（石）者绝而止之，虚者引而起之。

请言气街：胸气有街，腹气有街，头气有街，胫气有街。故气在头者，止之于脑。气在胸者，止之膺与背腧。气在腹者，止之背腧与冲脉于脐左右之动脉者。气在胫者，止之于气街与承山、踝上以下。取此者用毫针，必先按而在久，应于手，乃刺而予之。所治者，头痛眩仆，腹痛中满暴胀，及有新积。痛可移者，易已也；积不痛，难已也。

论痛第五十三

黄帝问于少俞曰：筋骨之强弱，肌肉之坚脆，皮肤之厚薄，腠理之疏密，各不同，其于针石火焫之痛何如？肠胃之厚薄坚脆亦不等，其于毒药何如？愿尽闻之。少俞曰：人之骨强筋弱、肉缓皮肤厚者耐痛，其于针石之痛，火焫亦[④]然。黄帝曰：其耐火焫者，何以知之？少俞答曰：加以黑色而美骨者，耐火焫。黄帝曰：其不耐针石之痛

---

① 一寸：《太素》卷十《经脉标本》作“三寸”。

② 二寸：《甲乙》卷二第四作“三寸”。

③ 颜：《太素》卷十《经脉标本》作“颊”。

④ 亦：原作“已”，据明赵府本改。

者，何以知之？少俞曰：坚肉薄皮者，不耐针石之痛，于火焫亦然。

黄帝曰：人之病，或同时而伤，或易已，或难已，其故何如？少俞曰：同时而伤，其身多热者易已，多寒者难已。

黄帝曰：人之胜毒，何以知之？少俞曰：胃厚[①]色黑、大骨及肥者，皆胜毒；故其瘦而薄胃者，皆不胜毒也。

天年第五十四

黄帝问于岐伯曰：愿闻人之始生，何气筑为基？何立而为楯？何失而死？何得而生？岐伯曰：以母为基，以父为楯，失神者死，得神者生也。

黄帝曰：何者为神？岐伯曰：血气已和，营卫已通，五藏已成，神气舍心，魂魄毕具，乃为成人。

黄帝曰：人之寿夭各不同，或夭［或］寿，或卒死，或病久，愿闻其道。岐伯曰：五藏坚固，血脉和调，肌肉解利，皮肤致密，营卫之行，不失其常，呼吸微徐，气以度行，六府化谷，津液布扬，各如其常，故能长久。

黄帝曰：人之寿百岁而死，何以致之？岐伯曰：使道隧以长，基墙[②]高以方，通调营卫，三部三里起，骨高肉满，百岁乃得终。

黄帝曰：其气之盛衰，以至其死，可得闻乎？岐伯曰：人生十岁，五藏始定，血气已通，其气在下，故好走。二十岁，血气始盛，

---

① 厚：原作“寒”，据明赵府本改。

② 基墙：《太素》卷二《寿限》杨注作“墙基”。本书《寿夭刚柔》亦作“墙基”。此二字疑倒。

肌肉方长，故好趋。三十岁，五藏大定，肌肉坚固，血脉盛满，故好步。四十岁，五脏六腑，十二经脉，皆大盛以平定，腠理始疏，荣华颓落①，发颇斑白②，平盛不摇，故好坐。五十岁，肝气始衰，肝叶始薄，胆汁始减③，目始不明。六十岁，心气始衰，善④忧悲，血气懈惰，故好卧。七十岁，脾气虚，皮肤枯［，故四肢不举］。八十岁，肺气衰，魄离，故言善误。九十岁，肾气焦，四藏⑤经脉空虚。百岁，五藏皆虚，神气皆去，形骸独居而终矣。

黄帝曰：其不能终寿而死者，何如？岐伯曰：其五藏皆不坚，使道不长，空外以张，喘息暴疾，又卑⑥基墙，薄脉少血，其肉不实(石)，数中风寒，血气虚，脉不通⑦，真邪相攻，乱而相引，故中寿而尽也⑧。

---

① 颓落：《素问·阴阳应象大论》王注引《灵枢》作“稍落”。

② 发颇斑白：《太素》卷二《寿限》作“发鬓颁白”。《甲乙》卷六第十二作“鬓发颁白”。《素问·阴阳应象大论》王注引《灵枢》作“发班白”。

③ 减：原作“灭”，元本、明赵府本同，据《太素》卷二《寿限》、《甲乙》卷六第十二改。

④ 善：元本、明赵府本并作“苦”。《太素》卷二《寿限》作“喜”。《甲乙》卷六第十二作“乃善”。

⑤ 四藏：《太素》卷二《寿限》作“藏枯”。《甲乙》卷六第十二作“藏乃萎枯”四字。

⑥ 卑：原作“毕”，据明赵府本改。

⑦ 数中风寒，血气虚，脉不通：《太素》卷二《寿限》作“数中风，血气不通”。

⑧ 故中寿而尽也：《太素》卷二《寿限》作“故中年而寿尽矣”。

逆顺第五十五

黄帝问于伯高曰：余闻气有逆顺，脉有盛衰，刺有大约，可得闻乎？伯高曰：气之逆顺者，所以应天地、阴阳、四时、五行也。脉之盛衰者，所以候血气之虚实有余不足。刺之大约者，必明知病之可刺，与其未可刺，与其已不可刺也。

黄帝曰：候之奈何？伯高曰：《兵法》曰：无迎逢逢之气，无击堂堂之阵。《刺法》曰：无刺熇熇之热，无刺漉漉之汗，无刺浑浑之脉，无刺病与脉相逆者。

黄帝曰：候其可刺奈何？伯高曰：上工，刺其未生者也。其次，刺其未盛①者也。其次，刺其已衰者也。下工，刺其方袭者也，与其形之盛者也，与其病之与脉相逆者也。故曰：方其盛也，勿敢毁伤，刺其已衰，事必大昌。故曰：上工治未病，不治已病。此之谓也。

五味第五十六

黄帝曰：愿闻谷气有五味，其入五藏，分别奈何？伯高曰：胃者，五脏六腑之海也。水谷皆入于胃，五脏六腑皆禀气于胃。五味各走其所喜，谷味酸，先走肝，谷味苦，先走心，谷味甘，先走脾，谷味辛，先走肺，谷味咸，先走肾。谷气津液已行，营卫大通，乃化糟粕，以次传下。

---

① 盛：《甲乙》卷五第一上作“成”。

黄帝曰：营卫之行奈何？伯高曰：谷始入于胃，其精微者，先出于胃之两焦，以溉五藏，别出两［焦］行［于］营卫之道。其大气之抟而不行者，积于胸中，命曰气海，出于肺，循喉咙（咽），故呼则出，吸则入。天地①之精气，其大数常出三入一，故谷不入，半日则气衰，一日则气少矣。

黄帝曰：谷之五味，可得闻乎？伯高曰：请尽言之。五谷：秔②米甘，麻酸，大豆咸，麦苦，黄黍辛。五果：枣甘，李酸，栗咸，杏苦，桃辛。五畜：牛甘，犬酸，猪咸，羊苦，鸡辛。五菜：葵甘，韭酸，藿咸，薤苦，葱辛。五色：黄色宜甘，青色宜酸，黑色宜咸，赤色宜苦，白色宜辛。凡此五者，各有所宜。

所言五宜（色）③者：脾病者，宜食秔米饭、牛肉、枣、葵；心病者，宜食麦、羊肉、杏、薤；肾病者，宜食大豆黄卷、猪肉、栗、藿；肝病者，宜食麻、犬肉、李、韭；肺病者，宜食黄黍、鸡肉、桃、葱。

五禁：肝病禁辛，心病禁咸，脾病禁酸，肾病禁甘，肺病禁苦。

肝色青，宜食甘，秔米饭、牛肉、枣、葵皆甘。心色赤，宜食酸，麻④、犬⑤肉、李、韭皆酸。脾色黄，宜食咸，大豆、豕肉、栗、藿皆咸。肺色白，宜食苦，麦、羊肉、杏、薤皆苦。肾色黑，宜食辛，黄黍、鸡肉、桃、葱皆辛。

---

① 天地：《太素》卷二《调食》无“地”字。

② 秔：《太素》卷二《调食》、《甲乙》卷六第九并作“粳”。《素问·藏气法时论》亦同。“粳”乃“秔”之俗字。

③ 所言五宜者：原作“所言五色者”，元本、明赵府本并作“五宜，所言五色者”。据《太素》卷二《调食》改。

④ 麻：原在“犬肉”之后，据上下文例移至此。

⑤ 犬：元本同，明赵府本误作“大”。

新刊黄帝内经灵枢·卷第十七

水胀第五十七

黄帝问于岐伯曰：水与肤胀、鼓胀、肠覃、石瘕、石水①，何以别之？岐伯答曰：水始起也，目窠②上微肿③，如新卧起之状，其颈脉动，时咳，阴股间寒，足胫瘇，腹乃大，其水已成矣。以手按其腹，随手而起，如裹水之状，此其候也。

黄帝曰：肤胀何以候之？岐伯曰：肤胀者，寒气客于皮肤之间，鼟鼟④然不坚，腹大，身尽肿，皮厚，按其腹，窅⑤而不起，腹色不变，此其候也。

鼓胀何如？岐伯曰：腹胀⑥身皆［肿］大，大与肤胀等也，色苍

---

① 石水：《甲乙》卷八第四无。《太素》卷二十九《胀论》杨注亦云“石水一种，缺而不解也”。

② 窠：《太素》卷二十九《胀论》作“果”。果，为“裹”之简体。《太素》卷十五《尺诊》杨注“目果，眼睑也”。义胜。

③ 肿：《太素》卷二十九《胀论》及卷十五《尺诊》作“痈”，杨注“痈，微肿起也”。

④ 鼟鼟：《甲乙》卷八第四、《太素》卷二十九《胀论》并作“殼殼”。

⑤ 窅：《甲乙》卷八第四作“腹陷”。

⑥ 腹：下原有“胀”字，据《太素》卷二十九《胀论》及《甲乙》卷八第四删。

黄，腹筋①起，此其候也。

肠覃何如？岐伯曰：寒气客于肠外，与卫气相搏，气不得荣，因有所系，癖②而内著，恶气乃起，瘜肉乃生。其始生也，大如鸡卵，稍以益大，至其成［也］，如怀子之状，久者离岁③，按之则坚，推之则移，月事以时下，此其候也。

石瘕何如？岐伯曰：石瘕生于胞中，寒气客于子门，子门闭塞，气不得通，恶血当泻不泻，衃以留止，日以益大，状如怀子，月事不以时下。皆生于女子，可导而下。

黄帝曰：肤胀鼓胀可刺邪？岐伯曰：先泻其胀④之血络，后调其经，［亦］刺去其血络也。

贼风第五十八

黄帝曰：夫子言贼风邪气之伤人也，令人病焉，今有其不离屏蔽，不出室⑤穴之中，卒然病者，非必（不）离贼风邪气，其故何也？岐伯曰：此皆尝有所伤于湿气，藏于血脉之中，分肉之间，久留而不去；若有所堕坠，恶血在内而不去。卒然喜怒不节，饮食不适，寒温

---

① 筋：《太素》卷二十九《胀论》作“脉”。《甲乙》卷八第四校语云“一本作脉”。

② 癖：《甲乙》卷八第四、《太素》卷二十九《胀论》并作“瘕”。

③ 岁：《甲乙》卷八第四其下有“月”字。《太素》卷二十九《胀论》杨注“离，历也”。

④ 先泻其胀：《太素》卷二十九《胀论》、《甲乙》卷八第四并作“先刺其腹”。

⑤ 室：元本同，明赵府本作“空”。

不时，腠理闭而不通。其开而遇风寒时①，血气凝结，与故邪相袭，则为寒痹。其有热则汗出，汗出则受风，虽不遇贼风邪气，必有因加而发焉。

黄帝曰：今夫子之所言者，皆病人之所自知也。其毋所遇邪气，又毋怵惕之志②，卒然而病者，其故何也？唯有因鬼神之事乎？岐伯曰：此亦有故邪留而未发，因而志有所恶，及有所慕，血气内乱，两气相搏。其所从来者微，视之不见，听而不闻，故似鬼神。

黄帝曰：其祝［由］而已者，其故何也？岐伯曰：先巫者，因③知百病之胜，先知其病之所从生者，可祝［由］而已也。

卫气失常第五十九

黄帝曰：卫气之留于腹中，搐④积不行，苑蕴不得常所，使人肢⑤胁胃中满，喘呼逆息者，何以去之？伯高曰：其气积于胸中者，上取之；积于腹中者，下取之；上下皆满者，傍取之。

黄帝曰：取之奈何？伯高对曰：积于上［者］，泻大迎⑥、天突、喉中；积于下者，泻三里与气街；上下皆满者，上下［皆］取之，与季胁之下一寸一本云季胁之下深一寸；重者，鸡足取之。诊视其脉大

① 时：原作“则”，属下读，据《太素》卷二十八《诸风杂论》改。

② 志：上原有“所”字，据《甲乙》卷六第五及《太素》卷二十八《诸风杂论》删。

③ 因：《太素》卷二十八《诸风杂论》作“固”。

④ 搐：《甲乙》卷九第四作“畜”。

⑤ 肢：据文义当作“支”。《甲乙》卷九第四作“榰”。

⑥ 大迎：元本、明赵府本并作“人迎”。

而弦①急，及绝不至者，及腹皮急②甚者，不可刺也。黄帝曰：善。

黄帝问于伯高曰：何以知皮肉、气血、筋骨之病也？伯高曰：色起两眉［间］薄泽者，病在皮。唇色青、黄、赤、白、黑者，病在肌肉。营气濡然者，病在血气。目色青、黄、赤、白、黑者，病在筋。耳焦枯受尘垢［者］，病在骨。

黄帝曰：病形何如？取之奈何？伯高曰：夫百病变化，不可胜数，然皮有部，肉有柱，血气有输，［筋有结，］③ 骨有属。黄帝曰：愿闻其故。伯高曰：皮之部，输于四末。肉之柱，在臂胫诸阳分肉之间与足少阴分间。血气之输，输于诸络［脉］，气血留居，则盛而起。筋部无阴无阳，无左无右，候病所在。骨之属者，骨空之所以受液（益）而益脑髓者也。

黄帝曰：取之奈何？伯高曰：夫病［之］变化，浮沉深浅，不可胜穷，各在其处，病间者浅之，甚者深之；间者少（小）之，甚者众之。随变而调气，故曰上工。

黄帝问于伯高④曰：人之肥瘦大小寒温，有老壮少小，别之奈何？伯高对曰：人年五十已上为老，二十⑤已上为壮，十八已上为少，六岁已上为小。

黄帝曰：何以度之⑥其肥瘦？伯高曰：人有脂（肥）、有膏、有肉。黄帝曰：别此奈何？伯高曰：䐃肉坚一本云䐃内，皮满者，脂（肥）。䐃肉不坚，皮缓者，膏。皮肉不相离者，肉。

---

① 弦：《甲乙》卷九第四作“强”。
② 急：《甲乙》卷九第四作“绞”。
③ 筋有结：据《千金翼》卷二十五第一补。
④ 伯高：明赵府本误作“岐伯”。
⑤ 二十：《甲乙》卷六第六作“三十”。
⑥ 之：元本同，明赵府本作“知”。

黄帝曰：身之寒温何如？伯高曰：膏者其肉淖，而粗理者身寒，细理者身热。脂者其肉坚，细理者热，粗理者寒①。

黄帝曰：其肥瘦大小奈何？伯高曰：膏者，多气而皮纵缓，故能纵腹垂腴。肉者，身体容大。脂者，其身收小。

黄帝曰：三者之气血多少何如？伯高曰：膏者多气，多气者热，热者耐寒。肉者多血则充形，充形则平。脂者，其血清，气滑少，故不能大。此别于众人者也。

黄帝曰：众人奈何？伯高曰：众人皮肉脂膏不能相加也，血与气不能相多，故其形不小不大，各自称其身，命曰众人。

黄帝曰：善。治之奈何？伯高曰：必先别其三形，血之多少，气之清浊，而后调之，治无失常经。是故膏人［者］，纵腹垂腴；肉人者，上下容大；脂人者，虽脂不能大也②。

玉版第六十

黄帝曰：余以小针为细物也，夫子乃言上合之于天，下合之于地，中合之于人，余以为过针之意矣，愿闻其故。岐伯曰：何物大于针者（天）乎？夫大于针者，唯五兵者焉。五兵者，死之备也，非生之具③。且夫人者，天地之镇塞④也，其⑤可不参乎！夫治人（民）者，亦唯针焉。夫针之与五兵，其孰小乎？

---

① 膏者……脂者……粗理者寒：此段脱“肉者”相关文字。
② 也：明赵府本作“者”。
③ 具：《太素》卷二十三《痈疽逆顺刺》作“备也”。
④ 镇塞：《太素》卷二十三《痈疽逆顺刺》同，元本、明赵府本无“塞”字。
⑤ 其：下原有“不”字，据《太素》卷二十三《痈疽逆顺刺》删。

黄帝曰：病之生时，有喜怒不测，饮食不节，阴气不足，阳气有余，营气不行，乃发为痈疽。阴阳［气］不通，两热相搏，乃化为脓，小针能取之乎？岐伯曰：圣人不能使化者，为邪之（之邪）不可留也。故两军相当，旗帜相望，白刃陈于中野者，此非①一日之谋也，能使其民，令行禁止，卒②无白刃之难者，非一日之教也，须臾之③得也。夫至使身被痈疽之病，脓血之聚者，不亦离道远乎。夫痈疽之生，脓血之成也，不从天下，不从地出，积微之所生也。故圣人自治④于未有形也，愚者遭其已成也。

黄帝曰：其已［有］形，不予遭，脓已成，不予见，为之奈何？岐伯曰：脓已成，十死一生，故圣人弗使已成，而明为良方，着之竹帛，使能者踵而传之后世，无有终时者，为其不予遭也。

黄帝曰：其已有脓血而后遭乎？不道之⑤以⑥小针治乎？岐伯曰：以小治小者其功小，以大治大者［其功大，以小治大者］多害⑦，故其已成脓血者，其唯砭石铍锋之所取也。

黄帝曰：多害者其不可全乎？岐伯曰：其在逆顺焉。黄帝曰：愿闻逆顺。岐伯曰：以为伤者，其白睛（眼）青黑，眼小，是一逆也；内药而呕⑧，是二逆也；腹痛渴甚，是三逆也；肩项中不便，是四逆也；音嘶色脱，是五逆也。除此五者为顺矣。

---

① 此非：原作“非此”，据明赵府本乙正。

② 卒：上原有“士”字，据《太素》卷二十三《痈疽逆顺刺》删。

③ 须臾之：《太素》卷二十三《痈疽逆顺刺》作“须久之方”。

④ 自治：《太素》卷二十三《痈疽逆顺刺》作“之治，自”。

⑤ 不道之：《太素》卷二十三《痈疽逆顺刺》作“可”。

⑥ 以：原作“乎”，据明赵府本改。

⑦ 多害：《甲乙》卷十一第九下作“其功大，以小治大者多害大”，据补。

⑧ 呕：下原有“者”字，据《甲乙》卷十一第九下删。

黄帝曰：诸病皆有逆顺，可得闻乎？岐伯曰：腹胀，身热，脉小①，是一逆也；腹鸣而满，四肢清，泄，其脉大，是二逆也；衄而不止，脉大，是三逆也；咳且溲血脱形，其脉小［而］劲，是四逆也；咳，脱形身热，脉小以疾，是谓五逆也。如是者，不过十五日而死矣。其腹大胀，四末清，脱形，泄甚，是一逆也；腹胀便血，其脉大，时绝，是二逆也；咳，溲血，形肉②脱，脉搏③，是三逆也；呕血，胸满引背，脉小而疾，是四逆也；咳呕腹胀，且飧泄，其脉绝，是五逆也。如是者，不及一时而死矣。工不察此者而刺之，是谓逆治。

黄帝曰：夫子之言针甚骏，以配天地，上数天文，下度地纪，内别五藏，外次六府，经脉二十八会，尽有周纪，能杀生人，不能起死者，子能返之乎？岐伯曰：能杀生人，不能起死者也。黄帝曰：余闻之则为不仁，然愿闻其道，弗行于人。岐伯曰：是明道也，其必然也，其如刀剑之可以杀人，如饮酒使人醉也，虽勿诊，犹可知矣。黄帝曰：愿卒闻之。岐伯曰：人之所受气者，谷也。谷之所注者，胃也。胃者，水谷气血之海也。海之所行云雨（气）者，天下也。胃之所出气血者，经隧也。经隧者，五脏六腑之大络也，迎而夺之而已矣。

黄帝曰：上下有数乎？岐伯曰：迎之五里，中道而止，五至而已，五注④而藏之气尽矣，故五五二十五，而竭其输矣。此所谓夺其天气者也，非能绝其命而倾其寿者也。黄帝曰：愿卒闻之。岐伯曰：窥门而刺之者，死于家中，入门而刺之者，死于堂上。黄帝曰：善乎

① 小：原作“大”。《甲乙》卷四第一下校云“大，一作小”，据改。腹胀、身热、脉大为顺，脉小则脉证不合，故云为逆。

② 肉：元本同，明赵府本误作“内”。

③ 脉搏：《甲乙》卷四第一下作一“喘”字。

④ 注：原作“往”，据《素问·气穴论》王注引《针经》改，与《甲乙》卷五第一下校语合。

方，明哉道，请着之玉版，以为重宝，传之后世，以为刺禁，令民勿敢犯也。

五禁第六十一

黄帝问于岐伯曰：余闻刺有五禁，何谓五禁？岐伯曰：禁其不可刺也。黄帝曰：余闻刺有五夺。岐伯曰：无泻其不可夺者也。黄帝曰：余闻刺有五过①。岐伯曰：补泻无过其度。黄帝曰：余闻刺有五逆。岐伯曰：病与脉相逆，命曰五逆。黄帝曰：余闻刺有九宜②。岐伯曰：明知九针之论，是谓九宜。

黄帝曰：何谓五禁？愿闻其不可刺之时。岐伯曰：甲乙日自乘，无刺头，无发蒙于耳内。丙丁日自乘，无振埃于肩喉廉泉。戊己日自乘四季，无刺腹去爪泻水。庚辛日自乘，无刺关节于股膝。壬癸日自乘，无刺足胫。是谓五禁。

黄帝曰：何谓五夺？岐伯曰：形肉已夺，是一夺也；大夺血之后，是二夺也；大汗出③之后，是三夺也；大泄之后，是四夺也；新产及大［下］血之后，是五夺也。此皆不可泻。

黄帝曰：何谓五逆？岐伯曰：热病脉静，汗已出，脉盛躁，是一逆也；病泄，脉洪大，是二逆也；着痹不移，䐃肉破，身热，脉偏绝，是三逆也；淫而夺形身热，色夭然白，及后下血衃，血衃笃重，是谓四逆也；寒热夺形，脉坚搏，是谓五逆也。

---

① 五过：后未列举，疑脱。

② 九宜：后未列举，疑脱。

③ 汗出：《甲乙》卷五第一下作“夺汗”。

新刊黄帝内经灵枢·卷第十八

动输第六十二

黄帝曰：经脉十二，而手太阴、足少阴、阳明独动不休，何也？岐伯曰：足阳是明胃脉也。胃者（为）五脏六腑之海，其清气上注于肺，肺气从太阴而行之，其行也，以息往来，故人一呼脉再动，一吸脉亦再动，呼吸不已，故动而不止。黄帝曰：气之过于寸口也，上出（十）焉息？下入（八）焉伏？何道从还？不知其极。岐伯曰：气之离[于]藏也，卒然如弓弩之发，如水之下岸，上于鱼以反衰，其余气衰散以逆上，故其行微。

黄帝曰：足之阳明何因而动？岐伯曰：胃气上注于肺，其悍气上冲头者，循咽，上走空窍，循眼系，入络脑，出顑①，下客主人，循牙车，合阳明，并下人迎，此胃气别走于阳明者也。故阴阳上下，其动也若一。故阳病而阳脉小者为逆，阴病而阴脉大者为逆。故阴阳俱静俱动，若引绳相倾者病。

黄帝曰：足少阴何因而动？岐伯曰：冲脉者，十二经之海也。与少阴之大络，起于肾下，出于气街，循阴股内廉，邪入腘中，循胫骨内廉，并少阴之经，下入内踝之后，入足下；其别者，邪入踝，出属

---

① 顑：《太素》卷九《脉行同异》、《甲乙》卷二第一下并作“颔”。

跗上，入大指之间，注诸络，以温足胫，此脉之常动者也。

黄帝曰：营卫之行也，上下相贯，如环之无端，今有其卒然遇邪气，及逢大寒，手足懈惰①，其脉阴阳之道，相输之会，行相失也，气何由还？岐伯曰：夫四末阴阳之会者，此气之大络也。四街者，气之径路②也。故络绝则径通，四末解则气从合，相输如环。黄帝曰：善。此所谓如环无端，莫知其纪，终而复始，此之谓也。

五味论第六十三

黄帝问于少俞曰：五味入于口也，各有所走，各有所病。酸走筋，多食之，令人癃；咸走血，多食之，令人渴；辛走气，多食之，令人洞心；苦走骨，多食之，令人变呕；甘走肉，多食之，令人悗心。余知其然也，不知其何由，愿闻其故。

少俞答曰：酸入于胃，其气涩以收，上之两焦，弗能出入也。不出即留于胃中，胃中和温，则下注膀胱，膀胱之胞薄以懦③，得酸则缩绻，约而不通，水道不行，故癃。阴者，积筋之所终［聚］也，故酸入而走筋矣。

黄帝曰：咸走血，多食之，令人渴，何也？少俞曰：咸入于胃，其气上走中焦，注于［诸］脉，则血气走之，血与咸相得则凝，凝则胃中汁注之，注之则胃中竭，竭则咽路焦，故舌本④干而善渴。血

---

① 懈惰：《甲乙》卷二第一下作“不随”。

② 径路：《甲乙》卷二第一下作“经”。下“径”字同。

③ 懦：《太素》卷二《调食》作“濡”，杨注为“耎”。《甲乙》卷六第九作“耎”，与《太素》合。“耎”有“软”义。

④ 本：《甲乙》卷六第九、《太素》卷二《调食》并无。

脉者，中焦之道也，故咸入而走血矣。

黄帝曰：辛走气，多食之，令人洞心，何也？少俞曰：辛入于胃，其气走于上焦，上焦者，受气而营诸阳者也，姜韭之气熏之①，营卫之气②不时受之，久留心下，故洞心。辛［者］与气俱行，故辛入而与汗俱出［矣］。

黄帝曰：苦走骨，多食之，令人变呕，何也？少俞曰：苦入于胃，五谷之气，皆不能胜苦，苦入下脘，三焦之道皆闭而不通，故变呕。齿者，骨之所终也，故苦入而走骨，故入而复出，［齿必黧疏，］知其走骨也。

黄帝曰：甘走肉，多食之，令人悗心，何也？少俞曰：甘入于胃③，其气弱小④，不能上至于上焦，而与谷留于胃中［，甘］者⑤令人柔润者也，胃柔则缓，缓则虫⑥动，虫动则令人悗心。其气外通于肉，故甘走肉。

---

① 之：《甲乙》卷六第九作“至营卫”。

② 之气：《甲乙》卷六第九无此二字。

③ 胃：《甲乙》卷六第九作“脾”。似是。本书《九针论》“甘入脾”，《素问·宣明五气》亦同。

④ 小：《甲乙》卷六第九、《太素》卷二《调食》作“少”。

⑤ 甘者：“甘”字原脱，“者”字属上读。据《太素》卷二《调食》、《甲乙》卷六第九补改。

⑥ 虫：原作“蛊”：据元本、明赵府本改。

阴阳二十五人第六十四

黄帝曰：余闻[1]阴阳之人何如，伯高[2]曰：天地之间，六合之内，不离于五，人亦应之。故五五二十五人之政[3]，而阴阳之人不与焉。其态又不合于众者五，余已知之矣。愿闻二十五人之形，血气之所生，别而以候，从外知内何如？岐伯曰：悉乎哉问也，此先师之秘也，虽伯高犹不能明之也。黄帝避席遵循而却曰：余闻之，得其人弗教，是谓重失；得而泄之，天将厌之。余愿得而明之，金柜藏之，不敢扬之。岐伯曰：先立五形金木水火土，别其五色，异其五声[4]，而二十五人具矣。

黄帝曰：愿卒闻之。岐伯曰：慎之慎之，臣请言之。木形之人，比于上角，似于苍帝。其为人苍色，小头，长面，大肩［平］背，直身，小手足，有才，好[5]劳心，少力，多忧劳于事。能春夏不能秋冬，［秋冬］[6]感而病生，足厥阴佗佗然。大角之人，比于左足少阳，少阳之上遗遗然。左角一曰少角之人，比于右足少阳，少阳之下随随然。釱[7]角一曰右角之人，比于右足少阳，少阳之上推推[8]然。判角之

---

① 闻：刘校本云：详文义当作“问”。

② 伯高：《甲乙》卷一第十六作“于少师，少师”。

③ 政：《甲乙》卷一第十六作“形”。似是。下文有“愿闻二十五人之形”与之相应。

④ 五声：原作“五形之人”，据《甲乙》卷一第十六改。

⑤ 好：原在“有才”之前，据《甲乙》卷一第十六移至此。

⑥ 秋冬：原脱，据下文例补。

⑦ 釱：原“大”误作“犬”，据明赵府本改。

⑧ 推推：《甲乙》卷一第十六作“鸠鸠”。

人，比于左足少阳，少阳之下栝栝然。

火形之人，比于上徵，似于赤帝。其为人赤色，广剧，锐[①]面小头，好肩背髀腹，小手足，行安地，疾心，行摇，肩背肉满，有气轻财，少信多虑，见事明［了］，好颜急心，不寿暴死。能春夏不能秋冬，秋冬感而病生，手少阴核核[②]然。质徵之人一曰质之人，一曰太徵，比于左手太阳，太阳之上肌肌然。少徵之人，比于右手太阳，太阳之下慆慆然。右徵之人，比于右手太阳，太阳之上鲛鲛然一曰熊熊然。质判一曰质徵之人，比于左手太阳，太阳之下支支颐颐[③]然。

土形之人，比于上宫，似于上古黄帝。其为人黄色，圆面，大头，美肩背，大腹，美股胫，小手足[④]，多肉，上下相称，行安地，举足浮，安心，好利人，不喜权势，善附人也。能秋冬不能春夏，春夏感而病生，足太阴敦敦然。太宫之人，比于左足阳明，阳明之上婉婉然。加宫之人一曰众之人，比于左足阳明，阳明之下坎坎然。少宫之人，比于右足阳明，阳明之上枢枢然。左宫之人一曰众之人，一曰阳明之上，比于右足阳明，阳明之下兀兀然。

金形之人，比于上商，似于白帝。其为人方面，白色，小头，小肩背，小腹，小手足，如骨发踵外，骨轻，身[⑤]清廉，急心，静悍，善为吏。能秋冬不能春夏，春夏感而病生。手太阴敦敦然。釱商之人，比于左手阳明，阳明之上廉廉然。右商之人，比于左手阳明，阳

---

① 锐：明赵府本误作“脱”。

② 核核：《甲乙》卷一第十六作“覈覈”。

③ 支支颐颐：《甲乙》卷一第十六“支支”下有“然”字，“颐”作“熙”。

④ 小手足：“小”疑应作“大”。上文曰“圆面，大头，美肩背，大腹”，下文曰“多肉，上下相称”，故手足小则不相称，应作“大”。

⑤ 如骨发踵外，骨轻，身：应据《甲乙》卷一第十六校语改为“发动轻身”。

明之下脱脱然。左①商之人，比于右手阳明，阳明之上监监然。少商之人，比于右手阳明，阳明之下严严然。

水形之人，比于上羽，似于黑帝。其为人黑色，面不平，大头，广（廉）颐，小肩，大腹，动②手足，发行摇身，下尻长，背延延然，不敬畏，善欺绐人，戮死。能秋冬不能春夏，春夏感而病生。足少阴污污③然。大羽之人，比于右足太阳，太阳之上颊颊然。少羽之人，比于左足太阳，太阳之下纡纡然。众之为人一曰加之人，比于右足太阳，太阳之下洁洁然。桎之为人，比于左足太阳，太阳之上安安然。是故五形之人二十五变者，众之所以相欺者是也。

黄帝曰：得其形，不得其色，何如？岐伯曰：形胜色，色胜形者，至其胜时年加，感则病行，失则忧矣。形色相得者，富贵大乐。黄帝曰：其形色相胜之时，年加可知乎？岐伯曰：凡人之④大忌，常加［九岁。］七岁，十六岁，二十五岁，三十四岁，四十三岁，五十二岁，六十一岁，皆人之大忌，不可不自安也，感则病行，失则忧矣。当此之时，无为奸事，是谓年忌。

黄帝曰：夫子之言，脉之上下，血气之候，以知形气奈何？岐伯曰：足阳明之上，血气盛则髯⑤美长；血少气多⑥则髯短；故气少血多⑦则髯少；血气皆少则无髯，两吻多画。足阳明之下，血气盛则下毛美长至胸；血多气少则下毛美短至脐，行则善高举足，足指少肉，

---

① 左：《甲乙》卷一第十六同。元本作“右”。明赵府本作“大”。

② 动：《甲乙》卷一第十六作“小”。校语“小，一作大”。

③ 污污：元本同。明赵府本作“汗汗”。《甲乙》卷一第十六作“污污”。“汗”“污”古今字。

④ 人之：原作“凡年忌上下之人”，据《甲乙》卷一第十六改。

⑤ 髯：《甲乙》卷一第十六作“须”，下“足阳明”条皆同。

⑥ 血少气多：《甲乙》卷一第十六作“血多气少”。

⑦ 气少血多：《甲乙》卷一第十六作“气多血少”。

足善寒；血少气多则肉而善瘃；血气皆少则无毛，有则稀［而］枯悴，善痿厥足痹。

足少阳之上，气血盛则通髯美长；血多气少则通髯美短；血少气多则少髯，血气皆少则无髯（须），感于寒湿则善痹，骨痛爪枯也。足少阳之下，血气盛则胫毛美长，外踝肥；血多气少则胫毛美短，外踝皮坚而厚；血少气多则胻毛少，外踝皮薄而软①；血气皆少则无毛，外踝瘦无肉。

足太阳之上，血气盛则美眉，眉有毫毛；血多气少则恶眉，面多小（少）理；血少气多则面多肉；血气和则美色。足太阳②之下，血气盛则跟肉满，踵坚；气少血多则瘦，跟空；血气皆少则喜转筋，踵下痛。

手阳明之上，血气盛则髭美；血少气多则髭恶；血气皆少则无髭。手阳明之下，血气盛则腋下毛美，手鱼肉以温；气血皆少则手瘦以寒。

手少阳之上，血气盛则眉美以长，耳色美；血气皆少则耳焦恶色。手少阳之下，血气盛则手卷③多肉以温；血气皆少则寒以瘦；气少血多则瘦以多脉。

手太阳之上，血气盛则④多须⑤，面多肉以平；血气皆少则面瘦恶⑥色。手太阳之下，血气盛则掌肉充满；血气皆少则掌瘦以寒。

黄帝曰：二十五人者，刺之有约乎？岐伯曰：美眉者，足太阳之

---

① 软：原作“輭”，据明赵府本改。

② 阳：原作“阴”，元本、明赵府本并同。据上下文义径改。

③ 卷：《甲乙》卷一第十六作“拳”。

④ 则：下原有“有”字，据《甲乙》卷一第十六删。

⑤ 须：《甲乙》卷一第十六作“髯”。

⑥ 恶：《甲乙》卷一第十六作“黑”。

脉气血多；恶眉者，血气少；其肥而泽者，血气有余；肥而不泽者，气有余，血不足；瘦而无泽者，气血俱不足。审察其形气有余不足而调之，可以知逆顺矣。

黄帝曰：刺其诸阴阳奈何？岐伯曰：按其寸口人迎，以调阴阳，切循其经络之凝涩，结而不通者，此于身皆为痛痹，甚则不行，故凝涩。凝涩者，致气以温之，血和乃止。其结络者，脉结血不行①，决之乃行。故曰：气有余于上者，导而下之；气不足于上者，推而往（休）之；其稽留不至者，因而迎之。必明于经隧，乃能持之。寒与热争者，导而行之；其宛陈血不结者，即（则）而取（予）之。必先明知二十五人，别（则）血气之所在，左右上下，刺约毕也。

---

① 行：《甲乙》卷一第十六同，明赵府本作“和”。

新刊黄帝内经灵枢·卷第十九

五音五味第六十五

右徵与少徵，调右手太阳上。

左商与左徵，调左手阳明上。

少徵与大宫，调左手阳明上。

右角与大角，调右足少阳下。

大徵与少徵，调左手太阳上。

众羽与少羽，调右足太阳下。

少商与右商，调右手太阳下。

桎羽与众羽，调右足太阳下。

少宫与大宫，调右足阳明下。

判角与少角，调右足少阳下。

釱商与上商，调右足阳明下。

釱商与上角，调左足太阳下。

上徵与右徵同，谷麦，畜羊，果杏。

手少阴[1]，藏心，色赤，味苦，时夏。

上羽与大羽同，谷大豆，畜彘，果栗。

---

① 阴：原作“阳”，元本、明赵府本并同。据文义径改。

足少阴，藏肾，色黑，味咸，时冬。

上宫与大宫同，谷稷，畜牛，果枣。

足太阴，藏脾，色黄，味甘，时季夏。

上商与右商同，谷黍，畜鸡，果桃。

手太阴，藏肺，色白，味辛，时秋。

上角与大角同，谷麻，畜犬，果李。

足厥阴，藏肝，色青，味酸，时春。

大宫与上角同，右足阳明上。

左角与大角同，左足阳明上。

少羽与大羽同，右足太阳下。

左商与右商同，左手阳明上。

加宫与大宫同，左足少阳上。

质判与大宫同，左手太阳下。

判角与大角同，左足少阳下。

大羽与大角同，右足太阳上。

大角与大宫同，右足少阳上。

右徵、少徵、质徵、上徵、判徵。

右角、釱角、上角、大角、判角。

右商、少商、釱商、上商、左商。

少宫、上宫、大宫、加宫、左角[①]宫。

众羽、桎羽、上羽、大羽、少羽。

黄帝曰：妇人无须者，无血气乎？岐伯曰：冲脉、任脉皆起于胞中，上循脊（背）里，为经络之海。其浮而外者，循腹右[②]上行，会

---

① 角：与文例不合，疑衍。

② 右：《素问·骨空论》王注引《针经》作“各”。

于咽喉，别而络唇口。血气盛则充肤热肉，血独盛则淡渗①皮肤，生毫毛。今妇人之生，有余于气，不足于血，以其［月水下,］数脱血［，任冲并伤故］也。冲任之脉，不荣口唇，故［髭］须不生。

黄帝曰：士人有伤于阴，阴气绝而不起，阴不为用，然其须不去，其故何也？宦者独去何也？愿闻其故。岐伯曰：宦者去其宗筋，伤其冲脉，血泻不复，皮肤内结，唇口不荣，故须不生。

黄帝曰：其有天宦者，未尝被伤，不脱于血，然其须不生，其故何也？岐伯曰：此天之所不足也，其任冲不盛，宗筋不成，有气无血，唇口不荣，故须不生。

黄帝曰：善乎哉！圣人之通万物也，若日月之光影，音声［之］鼓响，闻其声而知其形，其非夫子，孰能明万物之精。是故圣人视其颜②色，黄赤者多热气，青白者少热气，黑色者多血少气。美眉者太阳多血，通髯极须者少阳多血；美须者阳明多血，此其时然也。夫人之常数，太阳常多血少气，少阳常多气少血，阳明常多血多气，厥阴常多气少血，少阴常多气少血③，太阴常多血少气④，此天之常数也。

百病始生第六十六

黄帝问于岐伯曰：夫百病之始生也，皆生于风雨寒暑，清湿喜怒。喜怒不节则伤藏，风雨则伤上，清湿则伤下。三部之气，所伤异类，

---

① 淡渗：《素问·骨空论》王注引《针经》、《甲乙》卷二第二并作“渗灌”。

② 颜：《太素》卷十《任脉》作“真”。

③ 少阴常多气少血：明赵府本、《太素》卷十九《知形志所宜》并作“多血少气”，《素问·血气形志》作“少阴常少血多气”。

④ 太阴常多血少气：《太素》卷十九《知形志所宜》作“多血气”。

愿闻其会。岐伯曰：三部之气各不同，或起于阴，或起于阳，请言其方。喜怒不节则伤［于］藏，藏伤则病起于阴也；清湿袭虚，则病起于下；风雨袭虚，则病起于上，是谓三部。至于其淫泆，不可胜数。

黄帝曰：余固不能数，故问先师①，愿卒闻其道。岐伯曰：风雨寒热，不得虚，邪不能独伤人。卒然逢疾风暴雨而不病者，盖无虚，故邪不能独伤人。此必因虚邪之风，与其身形，两虚相得②，乃客其形。两实相逢，众人肉坚③。其中于虚邪也，因于天时，与其身形，参以虚实，大病乃成，气有定舍，因处为名，上下中④外，分为三贞⑤。

是故虚邪之中人也，始于皮肤，皮肤缓则腠理开，开则邪从毛发入，入则抵⑥深，深则毛发立，毛发立则淅然，故皮肤痛⑦。留而不去，则传舍于络⑧，在络之时，痛于肌肉，其痛之时息⑨，大经乃代。留而不去，传舍于经，在经之时，洒淅善（喜）惊。留而不去，传舍于输，在输之时，六经不通，四肢⑩节痛，腰脊乃强。留而不去，传

---

① 先师：《太素》卷二十七《邪传》作“于天师”。《素问·上古天真论》有“乃问于天师”，故《太素》似是。

② 得：《甲乙》卷八第二作“搏”。

③ 众人肉坚：《甲乙》卷八第二作“中人肉间”。

④ 中：《甲乙》卷八第二作“内”。

⑤ 贞：《太素》卷二十七《邪传》同。明赵府本作“员”。

⑥ 抵：《甲乙》卷八第二作“稍”。《太素》卷二十七《邪传》作“柩”，杨注“柩，久也”。

⑦ 毛发立则淅然，故皮肤痛：《甲乙》卷八第二及《太素》卷二十七《邪传》并作“淅然皮肤痛”五字。

⑧ 络：下原有“脉”字，据《甲乙》卷八第二删，与下文“传舍于经”对应。

⑨ 其痛之时息：《太素》卷二十七《邪传》作“其痛之时”。《甲乙》卷八第二作“其病时痛时息”。

⑩ 四肢：下原有“则肢”二字，据《甲乙》卷八第二及《太素》卷二十七《邪传》删。

舍于伏冲[①]，在伏冲之时，体重身痛。留而不去，传舍于肠胃，在肠胃之时，贲响腹胀，多寒则肠鸣飧泄，食不化，多热则溏出糜（麋）。留而不去，传舍于肠胃之外、募原之间，留着于脉，稽留而不去，息而成积。或着孙络（脉），或着络脉，或着经脉，或着输脉，或着于伏冲之脉，或着于膂筋，或着于肠胃之募原，上连于缓筋，邪气淫泆，不可胜论。

黄帝曰：愿尽闻其所由然。岐伯曰：其着孙络之脉而成积者，其积往来上下，臂手[②]孙络之居也，浮而缓，不能句积而止之，故往来移行肠胃之间，水凑渗注灌，濯濯有音，有寒则䐜䐜满[③]雷引，故时切痛。其着于阳明之经，则挟脐而居，饱食则益大，饥则益小。其着于缓筋也，似阳明之积，饱食则痛，饥则安。其着于肠胃之募原也，痛而外连于缓筋，饱食则安，饥则痛。其着于伏冲之脉者，揣之[④]应手而动，发手则热气下于两股，如汤沃之状。其着于膂筋，在肠后者，饥则积见，饱则积不见，按之不得。其着于输之脉者，闭塞不通，津液不下，孔窍干壅，此邪气之从外入内，从上下也。

黄帝曰：积之始生，至其已成奈何？岐伯曰：积之始生，得寒乃生，厥[上]乃成积也。黄帝曰：其成积奈何？岐伯曰：厥气生足悗，[足]悗生胫寒，胫寒则血脉凝涩，血脉凝涩则寒气上入于肠胃，入于肠胃则䐜胀，䐜胀则肠外之汁沫迫聚不得散，日以成积。卒

---

① 伏冲：下原有“之脉”二字，据《太素》卷二十七《邪传》删，以与下文协韵。

② 臂手：《甲乙》卷八第二作“擘乎”。

③ 䐜䐜满：《太素》卷二十七《邪传》作“脉䐜满”。《甲乙》卷八第二作“腹䐜满”。

④ 揣之：《太素》卷二十七《邪传》作“揣揣”。

然盛食多饮①则脉（肠）满，起居不节，用力过度，则络脉伤，阳络伤则血外溢，血外溢则衄血，阴络伤则血内溢，血内溢则后血②，肠胃③之络伤，则血溢于肠外，肠外有寒，汁沫与血相抟，则并合凝聚不得散而积成矣。卒然外中④于寒，若内伤于忧怒，则气上逆，气上逆则六输不通，温气不行，凝血蕴裹⑤而不散，津液涩渗，著而不去，而积皆成矣。

黄帝曰：其生于阴者奈何？岐伯曰：忧思伤心；重寒伤肺；忿怒伤肝；醉以入房，汗出当风［则］伤脾；用⑥力过度，若入房汗出浴［水］，则伤肾。此内外三部之所生病者也。

黄帝曰：善。治之奈何？岐伯答曰：察其所痛，以知其应，有余不足，当补则补，当泻则泻，毋逆天时，是谓至治。

行针第六十七

黄帝问于岐伯曰：余闻九针于夫子，而行之于百姓，百姓之血气各不同形，或神动而气先针行；或气与针相逢；或针已出气独行；或数刺乃知；或发针而气逆；或数刺病益剧，凡此六者，各不同形，愿闻其方。

---

① 盛食多饮：原作“多食饮”，据《太素》卷二十七《邪传》、《甲乙》卷八第二改。

② 后血：《太素》卷二十七《邪传》、《甲乙》卷八第二并作“便血”，义同。

③ 肠胃：《太素》卷二十七《邪传》作“肠外”。《甲乙》卷八第二作“外”。

④ 外中：原作“中外”，据明赵府本乙正。

⑤ 凝血蕴裹：原作“凝结蕴里”。“结”字据元本、明赵府本改为“血”字，“里”字据《甲乙》卷八第二改为“裹”字。

⑥ 用：原作“思”，据明赵府本改。

岐伯曰：重阳之人，其神易动，其气易往也。黄帝曰：何谓重阳之人？岐伯曰：重阳之人，熇熇高高①，言语善疾，举足善高，心肺之藏气有余，阳气滑盛而扬，故神动而气先行。

黄帝曰：重阳之人而神不先行者，何也？岐伯曰：此人颇有阴者也。黄帝曰：何以知其颇有阴也？岐伯曰：多阳者多喜，多阴者多怒，数怒者易解，故曰颇有阴，其阴阳之离②合难，故其神不能先行也。

黄帝曰：其气与针相逢奈何？岐伯曰：阴阳和调而血气淖泽滑利，故针入而气出，疾而相逢也。

黄帝曰：针已出而气独行者，何气使然？岐伯曰：其阴气多而阳气少。阴气沉而阳气［浮，沉］者内藏③，故针已出，气乃随其后，故独行也。

黄帝曰：数刺乃知［者］，何气使然？岐伯曰：此人之多阴而少阳，其气沉而气往难，故数刺乃知也。

黄帝曰：针入而气逆者，何气使然？岐伯曰：其气逆与其数刺病益甚者，非阴阳之气，浮沉之势也，此皆粗之所败，工（上）之所失，其形气无过焉。

上膈第六十八

黄帝曰：气为上［膈，上膈］者，食饮入而还出，余已知之矣；

---

① 熇熇高高：《甲乙》卷一第十六作“矫矫蒿蒿”。《太素》卷二十三《量气刺》“高”作“蒿”。

② 离：《太素》卷二十三《量气刺》无此。

③ 沉者内藏：原脱“沉”字，《太素》卷二十三《量气刺》作“沉者藏”，据补。

虫为下膈，下膈者，食晬时乃出，余未得其意，愿卒闻之。岐伯曰：喜怒不适，食饮不节，寒温不时，则寒汁流①于肠中，流于肠中则虫寒，虫寒则积聚，守于下管②，［守于下管］则肠胃充郭，卫③气不营，邪气居之。人食则虫上食，虫上食则下管虚，下管虚则邪气胜之，积聚以留，留则痈成，痈成则下管约。其痈在［管］内者，则沉（即）而痛深；其痈在管外者，则痈外而痛浮，痈上皮热。

黄帝曰：刺之奈何？岐伯曰：微按其痈，视气所行，先浅刺其傍，稍内益深，还而刺之，毋过三行，察其浮沉（沉浮），以为浅深（深浅），已刺必熨，令热入中，日使热内，邪气益衰，大痈乃溃。以参伍（伍以参）禁，以除其内；恬憺无为，乃能行气。后以咸④苦，化谷乃下矣。

忧恚无言第六十九

黄帝问于少师曰：人之卒然忧恚而言无音者，何道之塞，何气不（出）行，使音不彰？愿闻其方。少师答曰：咽喉者，水谷之道［路］也。喉咙者，气之所以上下者也。会厌者，音声之户也。口唇者，音声之扇也。舌者，音声之机也。悬雍垂者，音声之关也。颃颡者，分气之所泄也。横骨者，神气［之］所使，主发舌者也。故人之鼻洞

---

① 流：《甲乙》卷十一第八作“留”，下同。

② 管：《甲乙》卷十一第八作“脘”，下同。

③ 卫：《甲乙》卷十一第八作“胃”。

④ 以咸：《甲乙》卷十一第八作“服酸”。《太素》卷二十六《虫痈》“咸”作“酸”。

涕出不收者，颃颡不开，分气失也。是故厌小而薄①，则发气疾，其开阖利，其出气易；其厌大而厚，则开阖难，其出气（气出）迟，故重言也。人卒然无音者，寒气客于厌，则厌不能发，发不能下至其［机扇，机扇］开阖不利（致），故无音。

黄帝曰：刺之奈何？岐伯曰：足之少阴，上系于舌，络于横骨，终于会厌。两泻其血脉，浊气乃辟，会厌之脉，上络任脉，取之天突，其厌乃发也。

① 薄：上原有“疾”字，据《甲乙》卷十二第二删。“小而薄”与下文“大而厚”相对。

新刊黄帝内经灵枢·卷第二十

寒热第七十

黄帝问于岐伯曰：寒热瘰疬在于颈腋者，皆何气使生？岐伯曰：此皆鼠瘘寒热之毒气也，[堤][①] 留[②]于脉而不去者也。

黄帝曰：去之奈何？岐伯曰：鼠瘘之本，皆在于藏，其末上出于颈腋之间，其浮于脉中，而未内着于肌肉，而外为脓血者，易去也。

黄帝曰：去之奈何？岐伯曰：请从其本引其末，可使衰去而绝其寒热。审按其道以予之，徐往徐来以去之，其小如麦者，一刺知，三刺而已。

黄帝曰：决其生死奈何？岐伯曰：反其目视之，其中有赤脉，[从] 上下贯瞳子，见一脉，一岁死；见一脉半，一岁半死；见二脉，二岁死；见二脉半，二岁半死；见三脉，三岁而死，见赤脉不下贯瞳子，可治也。

---

① 堤：原脱，据《太素》卷二十六《寒热瘰疬》补。

② 留：《甲乙》卷八第一作“稽”，校语云“《灵枢》稽作隄字”。

邪客第七十一

黄帝问于伯高曰：夫邪气之客［于］人也，或令人目不瞑不卧出者，何气使然？伯高曰：五谷入于胃也，其糟粕、津液、宗气分为三隧，故宗气积于胸中，出于喉咙，以贯心肺（脉），而行呼吸焉。营气者，泌其津液，注之于脉，化以为血，以荣四末，内注五脏六腑，以应刻数焉。卫气者，出其悍①气之慓疾，而先行于四末、分肉、皮肤之间，而不休者②也，昼③行于阳，夜行于阴，［其入于阴也，］常从足少阴之分间，行于五脏六腑，今厥气④客于五脏六腑则卫气独卫其外，行于阳，不得入于阴。行于阳则阳气盛，阳气盛则阳跷满（陷），不得入于阴，阴［气］虚⑤，故目不［得］瞑。

黄帝曰：善。治之奈何？伯高曰：补其不足，泻其有余，调其虚实，以通其道，而去其邪。饮以半夏汤一剂，阴阳已通，其卧立至。黄帝曰：善。此所谓决渎壅塞，经络大通，阴阳得和（和得）者也。愿闻其方。伯高曰：其汤方以流水千里以外者八升，扬之万遍，取其清五升煮之，炊以苇薪，大（火）沸，置⑥秫米一升，治半夏五合，徐炊，令竭为一升半，去其滓，饮汁一小杯，日三，稍益，以知为

---

① 悍：原作“捍”，据明赵府本改。

② 者：《甲乙》卷十二第三作“息”。

③ 昼：下原有“日”字，据《甲乙》卷十二第三删。

④ 厥气：《甲乙》卷十二第三作“邪气”。

⑤ 行于阳，不得入于阴……阴虚：此二十九字，《太素》卷十二《营卫气行》作“卫其外则阳气瞋，瞋则阴气益少，阳跷满，是以阳盛”。

⑥ 置：《甲乙》卷十二第三作“煮”。《太素》卷十二《营卫气行》作“量”。

度。故其病新发者，复杯则卧，汗出则已矣；久者，三饮而已也。

黄帝问于伯高曰：愿闻人之肢节，以应天地奈何？伯高答曰：天圆地方，人头圆足方以应之。天有日月，人有两目①；地有九州，人有九窍；天有风雨，人有喜怒；天有雷电，人有音声；天有四时，人有四肢；天有五音，人有五藏；天有六律，人有六府；天有冬夏，人有寒热；天有十日，人有手十指；辰有十二，人有足十指、茎、垂以应之，女子不足二节，以抱人形；天有阴阳，人有夫妻；岁有三百六十五日，人有三百六十［五］节；地有高山，人有肩膝；地有深谷，人有腋腘；地有十二经水，人有十二经脉；地有泉脉②，人有卫气；地有草蓂③，人有毫毛；天有昼夜，人有卧起；天有列星，人有牙齿；地有小山，人有小节；地有山石，人有高骨；地有林木，人有募④筋；地有聚邑，人有䐃肉；岁有十二月，人有十二节；地有四时不生草，人有无子。此人［所以］与天地相应者也。

黄帝问于岐伯曰：余愿闻持针之数，内针之理，纵舍之意，扞皮开腠理，奈何？脉之屈折、出入之处，焉至而出？焉至而止？焉至而徐？焉至而疾？焉至而入？六府之输于身者，余愿尽闻其（少）序，别离之处，离而入阴，别而行（入）阳，皆（此）何道而从行？愿尽闻其方。岐伯曰：帝之所问，针道毕矣。

黄帝曰：愿卒闻之。岐伯曰：手太阴之脉，出于大指之端，内屈循白肉际，至本节之后太渊留以淡，外屈上于本节，下［以］内屈，与［手少］阴［心主］诸络会于鱼际，数脉并注，其气滑利，伏行

---

① 两目：《素问·四气调神大论》王注引《灵枢》作“眼目”。

② 泉脉：《太素》卷五《人合》作“云气”。

③ 蓂：《太素》卷五《人合》作“蓾”。杨注云“蓾，千古反，草名也，又死草也”。

④ 募：《太素》卷五《人合》作“幕”。杨注云“幕当作膜，亦幕覆也”。

壅骨之下，外屈出于寸口而行，上至于肘内廉，入于大[①]筋之下，内屈上行臑阴，入腋下，内屈走肺。此顺行逆数之屈折也。心主之脉，出于中指之端，内屈循中指内廉以上，留于掌中，伏行两骨之间，外屈出两筋之间，骨肉之际，其气滑利，上二寸[②]，外屈出行两筋之间，上至肘内廉，入于小筋之下，留两骨之会，上入于胸中，内络于心肺[③]。

黄帝曰：手少阴之脉独无腧，何也？岐伯曰：少阴，心脉也。心者，五脏六腑之大主也，精神之所舍也，其藏坚固，邪弗能客（容）也，客（容）之则心伤，心伤则神去，神去则死矣。故诸邪之在于心者，皆在于心之包络。包络者，心主之脉也，故独无腧焉。黄帝曰：少阴独无腧者，不病乎？岐伯曰：其外经病而藏不病，故独取其经于掌后锐骨之端。其余脉出入屈折，其行之徐疾，皆如手少阴[④]心主之脉行也。故本腧者，皆因其气之虚实疾徐以取之，是谓因冲而泻，因衰而补，如是者，邪气得去，真气坚固，是谓因天之序。

黄帝曰：持针纵舍奈何？岐伯曰：必先明知十二经脉之本末，皮肤之寒热，脉之盛衰滑涩。其脉滑而盛者，病日进；虚而细者，久以持；大以涩者，为痛痹；阴阳如一者，病难治；［察］其本末尚热者，病尚在；其热以衰者，其病亦去矣。［因］持其尺，察其肉之坚脆、大小、滑涩、寒温、燥湿。因视目之五色，以知五藏而决死生；视其血脉，察其［五］色，以知其寒热痛痹。

---

① 大：原作“夫”，据明赵府本改。

② 上二寸：《太素》卷九《脉行同异》作“上行三寸”。此指间使穴，作三寸是。

③ 肺：《太素》卷九《脉行同异》同。明赵府本作“脉”。《甲乙》卷三第二十五作“胞”。

④ 少阴：《太素》卷九《脉行同异》作“太阴”。应据改。

黄帝曰：持针纵舍，余未得其意也。岐伯曰：持针之道，欲端以正，安以静，先知虚实，而行疾徐，左手①执骨，右手循之，无与肉裹（果）。泻欲端以正，补必闭肤，转（辅）针导气，邪［气不］得淫泆，真气得居。黄帝曰：扦皮开腠理奈何？岐伯曰：因其分肉，在（左）别其肤，微内而徐端之，适神不散，邪气得去。

黄帝问于岐伯曰：人有八虚，各何以候？岐伯答曰：以候五藏。黄帝曰：候之奈何？岐伯曰：肺心有邪，其气留于两肘；肝有邪，其气流于两腋；脾有邪，其气留于两髀；肾有邪，其气留于两腘。凡此八虚者，皆机关之室，真气之所过，血络之所游，邪气恶血，固不得住留，住留则伤筋络骨节，机关不得屈伸，故痀②挛也。

通天第七十二

黄帝问于少师曰：余尝闻人有阴阳，何谓阴人？何谓阳人？少师曰：天地之间，六合之内，不离于五，人亦应之，非徒一阴一阳而已也，而略言耳，口弗能遍明也。黄帝曰：愿略闻其意。有贤人圣人，心能备而行之乎？少师曰：盖有太阴之人，少阴之人，太阳之人，少阳之人，阴阳和平之人，凡五人者，其态不同，其筋骨气血各不等。

黄帝曰：其不等者，可得闻乎？少师曰：太阴之人，贪而不仁，下齐湛湛，好内而恶出，心抑（和）而不发，不务于时，动而后人（之），此太阴之人也。

---

① 手：《太素》卷九《脉行同异》作“指”。

② 痀：原本及元本同作“病”，据明赵府本改。《甲乙》卷十第三作“拘”。篇后史崧《音释》有“痀音拘”，故当为“痀”。

少阴之人，小贪而贼心，见人有亡，常若有得，好伤好害，见人有荣，乃反愠怒，心疾而无恩，此少阴之人也。

太阳之人，居处于于，好言大事，无能而虚说，志发于四野，举措不顾是非，为事如常自用，事虽败而常无①悔，此太阳之人也。

少阳之人，諟谛好自贵，有小小官，则高自宣（宜），好为外交而不内附，此少阳之人也。

阴阳和平之人，居处安静，无为惧惧，无为欣欣，婉然从物，或与不争，与时变化，尊则谦谦，卑而不谄（谭而不治），是谓至治。古人善用针艾者，视人五态乃治之，盛者泻之，虚者补之。

黄帝曰：治人之五态奈何？少师曰：太阴之人，多阴而无阳，其阴血浊，其卫气涩，阴阳不和，缓筋而厚皮，不之疾泻，不能移之。

少阴之人，多阴［而］少阳，小胃而大肠，六府不调，其阳明脉小，而太阳脉大，必审而［调］之，其血易脱，其气易败也。

太阳之人，多阳而少阴②，必谨调之，无脱其阴，而泻其阳，阳重脱者阳③狂，阴阳皆脱者，暴死不知人也。

少阳之人，多阳［而］少阴，经小而络大，血在中而气［在］外，实阴而虚阳，独泻其络脉则强，气脱而疾，中气［重］不足，病不起也。

阴阳和平之人，其阴阳之气和，血脉调。［宜］谨诊其阴阳，视［其］邪正，安其容仪，审有余不足，盛则泻之，虚则补之，不盛不虚，以经取之，此所以调阴阳，别五态之人者也。

黄帝曰：夫五态之人者，相与毋故，卒然新会，未知其行也，何

---

① 常无：原作“无常”，据明赵府本乙正。

② 少阴：《甲乙》卷一第十六作“无阴”。似是。

③ 阳：明赵府本作“易”。

以别之？少师答曰：众人之属，不知①五态之人者，故五五二十五人，而五态之人不与焉。五态之人，尤不合于众者也。

黄帝曰：别五态之人奈何？少师曰：太阴之人，其状黮黮然黑色，念然下意，临临然长大，腘②然未偻，此太阴之人也。

少阴之人，其状清然窃然，固以阴贼，立而躁崄，行而似伏③，此少阴之人也。

太阳之人，其状轩轩储储，反身折腘，此太阳之人也。

少阳之人，其状立则好仰，行则好摇，其两臂两肘，则常出于背，此少阳之人也。

阴阳和平之人，其状委委然，随随然，颙颙然，愉愉然，㬈㬈然，[究究然,] 豆豆然④，众人皆曰君子，此阴阳和平之人也。

---

① 知：元本、明赵府本作“如”。

② 腘：《甲乙》卷一第十六作“腘”。

③ 伏：原作“状”，据明赵府本改。

④ 豆豆然：《校释》云：豆疑为“岂”之坏字。岂岂然，乐意之貌，所谓“岂弟君子”，与下文“君子”之义正合。

新刊黄帝内经灵枢·卷第二十一

官能第七十三

黄帝问于岐伯曰：余闻九针于夫子众多矣，不可胜数。余推而论之，以为一纪，余司诵之，子听其理，非则语余，请正其道①，令可久传，后世无患，得其人乃传，非其人勿言。岐伯稽首再拜曰：请听圣王之道。

黄帝曰：用针之理，必知形气之所在，左右上下，阴阳表里，血气多少，行之逆顺，出入之合，诛（谋）伐有过。知解结，知补虚泻实，上下［之］气门，明通于四海，审其所在，［审］寒热淋露，荥（以）输异处，审于调气，明于经隧，左右支（肢）络，尽知其会。寒与热争，能合而调之；虚与实邻，知决而通之；左右不调，犯②而行之。明于逆顺，乃知可治。阴阳不奇，故知起时。审于本末，察其寒热，得邪所在，万刺不殆。知官九针，刺道毕矣。

明于五腧，徐疾所在，屈伸出入，皆有条理。言阴与阳（五）③，

---

① 请正其道：元本同，明赵府本作“请其正道”。《太素》卷十九《知官能》作“请受其道”。

② 犯：元本同。明赵府本作“把”，《太素》同。史崧《音释》亦云“一本作犯”。《太素》卷十九《知官能》杨注“把，持也”。

③ 阳：原作“五”，明赵府本同。据《太素》卷十九《知官能》改。

合于五行，五脏六腑，亦有所藏，四时八风，尽有阴阳。各得其位，合于明堂，各处色部，五脏六腑。察其所痛，左右上下。知其寒温，何经所在。审皮肤①之寒温滑涩，知其所苦，膈有上下，知其气所在，先得其道，稀而疏之，稍深以留，故能徐入之。大热在上，推而下之；从下上者，引而去之；视前痛②者，常先取之。大寒在外，留而补之；入于中者，从合泻之。针所不为，灸之所宜。上气不足，推而扬之；下气不足，积而从之；阴阳皆虚，火自当之。厥而寒甚，骨廉陷下，寒过于膝，下陵三里。阴络所过，得之留止。寒入于中，推而行之；经陷下者，火即（则）当之；结络坚紧，火之所治③。不知所苦，两跷之下，男阳女阴④，良工所禁，针论毕矣。

用针之服，必有法则，上视天光，下司八正，以辟奇邪，而观百姓，审于虚实，无犯其邪。是得天之露，遇岁之虚，救而不胜，反受其殃。故曰：必知天忌，乃言针意。法于往古，验于来今，观于窈冥⑤，通于无穷，粗之所不见，良工之所贵⑥，莫知其形，若神髣髴。

邪气之中人也，洒淅动形。正⑦邪之中人也微，先见于色，不知于⑧身，若在若无，若亡若存，有形无形，莫知其情。是故上工之取气，乃救其萌芽，下工守其已成，因败其形。是故工之用针也，知气

---

① 皮肤：《太素》卷十九《知官能》作“尺”。

② 痛：《太素》卷十九《知官能》作“病”。

③ 火之所治：原作“火所治之”，据《太素》卷十九《知官能》、《甲乙》卷五第四改。

④ 男阳女阴：原作“男阴女阳”，据《太素》卷十九《知官能》、《甲乙》卷五第四改。

⑤ 窈冥：《素问·八正神明论》作“冥冥”。

⑥ 贵：《素问·八正神明论》作“异”。

⑦ 正：原误作“止”，据明赵府本改。

⑧ 于：下原有“其”字，据《太素》卷十九《知官能》删。

之所在，而守其门户，明于调气，补泻所在，徐疾之意，所取之处。泻必用员，切而转之，其气乃行，疾入（而）徐出，邪气乃出，伸而迎之，摇（遥）大其穴，气出乃疾。补必用方，外引其皮，令当其门，左引其枢，右推其肤，微旋而徐推之，必端以正，安以静，坚心无解，欲微以留，气下而疾出之，推其皮，盖其外门，真气乃存。用针之要，无忘养（其）神。

雷公问于黄帝曰：《针论》曰：得其人乃传，非其人勿言。何以知其可传？黄帝曰：各得其人，任之其能，故能明其事。雷公曰：愿闻官能奈何？黄帝曰：明目者，可使视色；聪耳者，可使听音；捷疾辞语①者，可使传②论语；徐而安静，手巧而心审谛者，可使行针艾，理血气而调诸逆顺，察阴阳而兼［论］③诸方；缓节柔筋而心和调者，可使导引行气；疾毒言语轻人者，可使唾痈呪④病；爪苦手毒，为事善伤者，可使按积抑痹。各得其能，方乃可行，其名乃彰。不得其人，其功不成，其师无名。故曰：得其人乃言，非其人勿传⑤，此之谓也。手毒者，可使试按龟，置龟于器下，而按其上，五十日而死矣；手甘者，复生如故也。

---

① 捷疾辞语：《太素》卷十九《知官能》作“接疾辞给”。

② 传：《素问·金匮真言论》王注引《灵枢》无。

③ 论：原脱，据《素问·金匮真言论》王注引《灵枢》补。

④ 呪：《太素》卷十九《知官能》作“祝”。

⑤ 得其人乃言，非其人勿传：《素问·金匮真言论》王注引《灵枢》作“非其人勿教，非其真勿授”。

论疾诊尺第七十四

黄帝问于岐伯曰：余欲无视色持脉，独调其尺，以言其病，从外知内，为之奈何？岐伯曰：审其尺之缓急、小大、滑涩，肉之坚脆，而病形定矣。

视人之目果（窠）上微痈，如新卧起状，其颈脉动，时咳，按其手足上，窅而不起者，风水肤胀也。

尺肤滑以（其）淖泽者，风也。尺肉弱者，解㑊，安卧脱肉者，寒热，不治。尺肤滑而泽脂者，风也①。尺肤涩者，风痹也。尺②肤粗如枯鱼之鳞者，水泆饮也。尺肤热甚，脉盛躁者，病温也，其脉盛而滑者，汗（病）且出也。尺肤寒甚（其）脉小者，泄，少气也。尺肤炬然，先热后寒者，寒热也。尺肤先寒，久持（大）之而热者，亦寒热也。

肘所独热者，腰以上热；手所独热者，腰以下热。肘前独热者，膺前热；肘后独热者，肩背热。臂中独热者，腰腹热；肘后廉（粗）以下三四寸热者，肠中有虫。掌中热者，腹中热；掌中寒者，腹中寒。鱼上白肉有青血脉者，胃中有寒。尺炬然热，人迎大者，当夺血。尺坚大，脉小甚③，少气，悗有加［者］，立死。

目赤色者病在心，白在肺，青在肝，黄在脾，黑在肾。黄色不可名者，病在胸中。

---

① 尺肤滑而泽脂者，风也：《甲乙》卷四第二上无此九字，疑涉上而衍。

② 尺：原作“及”，据明赵府本改。

③ 尺坚大，脉小甚：《脉经》卷四第一作“尺紧，人迎脉小甚”。

诊目痛，赤脉从上下者，太阳病；从下上者，阳明病；从外走内者，少阳病。

诊寒热，赤脉［从］上下至瞳子，见一脉，一岁死；见一脉半，一岁半死；见二脉，二岁死；见二脉半，二岁半死；见三脉，三岁死。

诊龋齿痛，按其阳［明］之来，有过者独热，在左左①热，在右②右热，在上上热，在下下热。

诊血脉者，多赤多热，多青多痛，多黑为久痹，多赤、多黑、多青皆见者，寒热身痛。面（而）色微黄，齿垢黄，爪甲上黄，黄疸也。安卧，小便黄赤，脉小而涩者，不嗜食。

人病，其寸口之脉，与人迎③之脉小大等，及其浮沉等者，病难已也。

女子手少阴脉动甚者妊子。

婴儿病，其头毛皆逆上者必死，耳间青脉起者，掣痛。大便赤瓣④飧泄，脉小者，手足寒，难已；飧泄，脉小，手足温，泄易已。

四时之变，寒暑之胜，重阴必阳，重阳必阴。故阴主寒，阳主热，故寒甚则热，热甚则寒。故曰：寒生热，热生寒，此阴阳之变也。故曰：冬伤于寒，春生瘅热；春伤于风，夏生飧（后）泄肠澼；夏伤于暑，秋生痎疟；秋伤于湿，冬生咳嗽。是谓四时之序也。

---

① 左：原作“右”，明赵府本同，据《太素》卷十五《尺诊》、《甲乙》卷四第二上改。

② 右：原作“左”，据明赵府本改。

③ 迎：元本、《太素》卷十四《人迎脉口诊》同。明赵府本误作“近”。

④ 赤瓣：《甲乙》卷十二第十一作“青瓣”。

刺节真邪第七十五

黄帝问于岐伯曰：余闻刺有五节，奈何？岐伯曰：固有五节：一曰振埃，二曰发曚①，三曰去爪，四曰彻衣，五曰解惑。黄帝曰：夫子言五节，余未知其意。岐伯曰：振埃者，刺外经②，去阳病也；发蒙者，刺府输，去府病也；去爪者，刺关节之支（肢）络也；彻衣者，尽刺诸阳之奇输也；解惑者，尽知调阴阳，补泻有余不足，相倾移也。

黄帝曰：刺节言振埃，夫子乃言刺外经，去阳病，余不知其所谓也。愿卒闻之。岐伯曰：振埃③者，阳气大逆，上满于胸中，愤④瞋⑤肩息，大气逆上，喘喝坐伏，病恶埃烟，䭇⑥不得息，请言振埃，尚疾于振埃。黄帝曰：善。取之何如？岐伯曰：取之天容。黄帝曰：其咳上气，穷诎胸痛者，取之奈何？岐伯曰：取之廉泉。黄帝曰：取之有数乎？岐伯曰：取天容者，无过一里，取廉泉者，血变而止。帝曰：善哉。

黄帝曰：刺节言发蒙，余不得其意。夫发蒙者，耳无所闻，目无所见，夫子乃言刺府输，去府病，何输使然？愿闻其故。岐伯曰：妙乎哉问也。此刺之大约，针之极也，神明之类也，口说书卷，犹不能及也，请言发蒙耳⑦，尚疾于发蒙也。黄帝曰：善。愿卒闻之。岐伯

---

① 曚：《太素》卷二十二《五节刺》、《甲乙》卷十二第五并作“蒙”。

② 经：原脱，据明赵府本补。

③ 埃：原作“振”，据明赵府本改。

④ 愤：《太素》卷二十二《五节刺》作“烦”。

⑤ 瞋：明赵府本同。《甲乙》卷九第三作“膜”。

⑥ 䭇：“噎”之古字。《甲乙》卷九第三“恶埃烟䭇䭇”作“咽噎”。

⑦ 耳：《甲乙》卷十二第五作“外”。下文“声闻于耳”，“耳”字亦作“外”。

曰：刺此者，必于日中，刺其听宫，中其眸子，声闻于耳，此其输也。黄帝曰：善。何谓声闻于耳？岐伯曰：邪刺①以手坚按其两鼻窍而疾偃，其声必应于针②也。黄帝曰：善。此所谓弗见为之，而无目视，见而取之，神明相得者也。

黄帝曰：刺节言③去爪，夫子乃言刺关节肢络，愿卒闻之。岐伯曰：腰脊者，身之大关节也；股（肢）胫者，人之所（管）以趋翔也；茎垂者，身中之机，阴精之候，津液之道也。故饮食不节，喜怒不时，津液内溢，乃下留④于睾，水（血）道不通，日大不休⑤，俯仰不便，趋翔不能。此病荥（荣）然有水，不上不下，铍石所取，形不可匿，常⑥不得蔽，故命曰去爪。帝曰：善。

黄帝曰：刺节言彻衣，夫子乃言尽刺诸阳之奇输，未有常处也。愿卒闻之。岐伯曰：是阳气有余，而阴气不足。阴气不足则内热，阳气有余则外热，内⑦热相抟⑧，热于怀炭，外畏绵帛衣（近），不可近身，又不可近席。腠理闭塞⑨，则汗不出，舌焦唇槁腊，干嗌燥，饮食⑩

---

① 邪刺：原作“刺邪”，据《太素》卷二十二《五节刺》改。《甲乙》卷十二第五作“已刺”。

② 于针：《甲乙》卷十二第五作“其中”。

③ 言：原作“善”，明赵府本同。据《太素》卷二十二《五节刺》改。

④ 留：《太素》卷二十二《五节刺》作“溜”。《甲乙》卷九第十一作“溢”。

⑤ 休：原作“怵”，据明赵府本改。

⑥ 常：《甲乙》卷九第十一作“裳”。

⑦ 内：元本、明赵府本同，《太素》卷二十二《五节刺》作“与”，《甲乙》卷七第一上作“两”。

⑧ 抟：明赵府本同，元本作“搏”。《太素》卷二十二《五节刺》作“薄”。

⑨ 塞：原作“寒”，据明赵府本改。

⑩ 干嗌燥，饮食：《太素》卷二十二《五节刺》、《甲乙》卷九第十一作“嗌干欲饮”。

不让美恶。黄帝曰：善。取之奈何？岐伯曰：取[①]之于其天府、大杼三痏，又刺中膂，以去其热，补足手太阴，以去其汗，热去汗稀[②]，疾于彻衣。黄帝曰：善。

黄帝曰：刺节言解惑，夫子乃言尽知调阴阳，补泻有余不足，相倾移也，惑何以解之？岐伯曰：大风在身，血脉偏虚，虚者不足，实者有余，轻重不得，倾侧宛伏，不知东西，不知南北，乍上乍下，乍反乍复，颠倒无常，甚于迷惑。黄帝曰：善。取之奈何？岐伯曰：泻其有余，补其不足，阴阳平复。用针若此，疾于解惑。黄帝曰：善。请藏之灵兰之室，不敢妄出也。

黄帝曰：余闻刺有五邪，何谓五邪？岐伯曰：病有持痈者，有容大者，有狭小者，有热者，有寒者，是谓五邪。黄帝曰：刺五邪奈何？岐伯曰：凡刺五邪之方，不过五章，痹[③]热消灭，肿聚散亡，寒痹益温，小者益阳，大者必去，请道其方。

凡刺痈邪无迎陇，易俗移性不得脓，诡（脆）[④] 道更行去其乡，不安处所乃散亡。诸阴阳过痈者，取之其输泻之。

凡刺大邪曰[⑤]以小，泄夺[⑥]有余乃益虚剽其道（通），针［干］其邪肌肉亲，视之毋有反其真。刺诸阳分肉间。

凡刺小邪曰以大，补其不足乃无害。视其所在迎之界，远近尽至不[⑦]得外，侵而行之乃自费。刺分肉间。

---

① 取：原作“或”，据《太素》卷二十二《五节刺》、《甲乙》卷九第十一改。

② 稀：《甲乙》卷九第十一作“晞”。

③ 痹：元本、明赵府本同。《太素》卷二十二《五邪刺》作“瘅”。

④ 诡：原作“脆”，据《太素》卷二十二《五邪刺》改。《甲乙》卷五第二作“越”。

⑤ 曰：原作“日”，据《甲乙》卷五第二改。下同。

⑥ 夺：下原有“其”字，据《太素》卷二十二《五邪刺》删。

⑦ 不：上原有“其”字，据《太素》卷二十二《五邪刺》、《甲乙》卷五第二删。

凡刺热邪越而苍①，出游不归乃无病，为开道乎（通）辟门户，使邪得出病乃已。

凡刺寒邪曰以温②，徐往徐来③致其神，门户已闭气不分，虚实得调真（其）气存④。

黄帝曰：官针奈何？岐伯曰：刺痈者用铍针，刺大者用锋针，刺小者用员利针，刺热者用镵针，刺寒者用毫针也。

请言解论，与天地相应，与四时相副，人参天地，故可为解。下有渐洳，上生苇蒲，此所以知形气之多少也。阴阳者，寒暑也，热则滋⑤而在上，根荄少汁。人气在外，皮肤缓，腠理开，血气减，汗⑥大泄，肉（皮）淖泽。寒则地冻水冰，人气在中，皮肤致，腠理闭，汗不出，血气强，肉坚涩。当是之时，善行水者，不能往冰；善穿地者，不能凿冻；善用针者，亦不能取四厥。血⑦脉凝结，坚抟⑧不往来者，亦未可即柔。故行水者必待天温冰释，［穿地者必待］冻解，而［后］水可行，地可穿也。人脉犹是也。治厥者，必先熨调和其经，掌与腋、肘与脚、项与脊以调之，火气已通，血脉乃行，然后视其病，脉淖泽者，刺而平之，坚紧者，破而散⑨之，气下乃止，此

---

① 苍：《太素》卷二十二《五邪刺》、《甲乙》卷五第二并作“沧”。

② 温：原作“除”，据明赵府本改。

③ 徐来：《太素》卷二十二《五邪刺》、《甲乙》卷五第二并作“疾出”。《太素》杨注：“徐往而入，得温气已，疾去而出针，以致神气为意也。”

④ 存：下原有“也”字，据《太素》卷二十二《五邪刺》、《甲乙》卷五第二删。

⑤ 滋：下原有“雨”字，据《太素》卷二十二《五邪刺》及杨注删。

⑥ 汗：《太素》卷二十二《五邪刺》、《甲乙》卷七第三同，明赵府本误作“汁”。

⑦ 血：原作“脉”，据明赵府本改。

⑧ 抟：元本同，明赵府本作“搏”。

⑨ 散：《甲乙》卷七第三作“决”。

所[1]以解结者也。

用针之类，在于调气。气积于胃，以通营卫，各行其道。宗气留于海，其下者注于气街，其上者走于息道。故厥在于足，宗气不下，脉中之血，凝而留止，弗之火调，弗能取之。用针者，必先察其经络之实虚，切而循之，按而弹之，视其应动者，乃后取[2]而下之。六经调者，谓之不病，虽病，谓之自已也。一经上实下虚而不通者，此必有横络盛加于大经，令之不通，视而泻之，[通而决之,]此所谓解结也。

上寒下热，先刺其项太阳，久留之，已刺则熨项与肩胛[3]，令热下合乃止，此所谓推而上之者也。上热下寒，视其虚脉而陷下（之）于经络者取之，气下乃止，此所谓引而下之者也。大热遍身，狂而妄见、妄闻、妄言，视足阳明及大络取之，虚者补之，血实[4]者泻之。因令（其）偃卧，居其头前，以两手四指挟按颈动脉，久持之，卷而切推［之］，下至缺盆中，而复上（止）如前，热去乃止，此所谓推而散之者也。

黄帝曰：有一脉生数十病者，或痛、或痈、或热、或寒、或痒、或痹、或不仁，变化无穷，其故何也？岐伯曰：此皆邪气之所生也。

黄帝曰：余闻气者，有真气，有正气，有邪气。何谓真气？岐伯曰：真气者，所受于天，与［水］谷气并而充身［者］也。正气者，正风也，从一方来，非实风又[5]非虚风也。邪气者，［虚风也,］虚风

---

① 所：下原有"谓"字，据《太素》卷二十二《五邪刺》删。

② 取：下原有"之"字，据《太素》卷二十二《五邪刺》、《甲乙》卷七第三删。

③ 胛：原作"脾"，据明赵府本改。

④ 实：上原有"而"字，据《太素》卷二十二《五邪刺》删。

⑤ 非实风又：《甲乙》卷十第一下无此四字。

之贼伤人也，其中人也深，不能自去。正风者，其中人也浅，合而自去，其气来柔弱，不能胜真气，故自去。

虚邪之中人也，洒淅动形，起毫毛而发腠理。其入深，内抟于骨，则为骨痹。抟于筋，则为筋挛。抟于脉中，则为血闭不通，则为痈。抟于肉，与卫气相抟，阳胜者则为热，阴胜者则为寒，寒则真气去，去则虚，虚则寒。抟于皮肤之间，其气外发，腠理开，毫毛摇，气往来行，则为痒。留而不去，则痹。卫气不行，则为不仁。虚邪偏客（偏容）于身半，其入深，内居荣卫，荣卫稍衰，则真气去，邪气独留，发为偏枯。其邪气浅者，脉偏痛。

虚邪之入于身也深，寒与热相抟，久留而内着，寒胜其热，则骨疼肉枯，热胜其寒，则烂肉腐肌为脓，内伤骨，内伤骨为骨蚀。有所疾前筋，筋屈不得伸，邪气居其间而不反，发为筋溜[①]。有所结，气归之，卫气留之，不得［复］反，津液久留，合而为肠溜，久者数岁乃成，以手按之柔。有所结，气归之，津液留之，邪气中之，凝结日以易甚，连以聚居，为昔瘤，以手按之坚。已有所结，深中骨，气因于骨，骨与气并，日以益大，则为骨疽[②]。有所结，中于肉，宗气归[③]之，邪留而不去，有热则化而为脓，无热则为肉疽。凡此数气者，其发无常处，而有常名也。

---

① 发为筋溜：明赵府本“为”作“于”。《甲乙》卷十一第九下“溜”作“瘤”，下同。

② 疽：据上下文例，似应作“瘤”。下同。

③ 归：原作“人”，据明赵府本改。

新刊黄帝内经灵枢·卷第二十二

卫气行第七十六

黄帝问于伯高[1]曰：愿闻卫气之行，出入之合，何如？伯高[2]曰：岁有十二月，日有十二辰，子午为经，卯酉为纬。天周二十八宿，而一面七星，四七二十八星，房昴为纬，虚张为经。是故房至毕为阳，昴至心为阴，阳主昼，阴主夜。故卫气之行，一日一夜五十周[3]于身，昼日行于阳二十五周，夜行于阴二十五周，周于五藏（岁）。

是故平旦阴［气］尽，阳气出于目，目张[4]则气上行于头，循项下足太阳，循背下至小指之端。其散者，别于目锐眦，下手太阳，下至手小指之端（间）外侧。其散者，别于目锐眦，下足少阳，注小指［次指］之间。以上循手少阳之分侧，下至小指次指之间。别者以上至耳前，合于颔脉，注足阳明，以下行至跗上，入五指之间。其散者，从耳下下手阳明，入大指之间，入掌中。其至于足也，入足心，出内踝下，行阴分，复合于目，故为一周。

是故日行一舍，人气行［于身］一周与十分身之八；日行二舍，

---

① 伯高：原作“岐伯”，据《太素》卷十二《卫五十周》改。

② 伯高：元本、《太素》卷十二《卫五十周》并同。明赵府本作“岐伯”。

③ 周：《素问·生气通天论》王注引《灵枢》作“度”，义同。

④ 张：《素问·生气通天论》王注引《灵枢》作“开”，义同。

人气行于身三周[①]与十分身之六；日行三舍，人气行于身五周与十分身之四；日行四舍，人气行于身七周与十分身之二；日行五舍，人气行于身九周；日行六舍，人气行于身十周与十分身之八；日行七舍，人气行于身十二周在身与十分身之六；日行十四舍，人气二十五周于身有奇分与十分身之二（四）。阳尽于阴，阴受气矣。其始入于阴，常从足少阴注于肾，肾注于心，心注于肺，肺注于肝，肝注于脾，脾复注于肾为［一］周。是故夜行一舍，人气行于阴藏一周与十分藏之八，亦如阳之行（行之）二十五周，而复合于目。阴阳一日一夜，合有奇分十分身之二（四），与十分藏之二。是故人之所以卧起之时有早晏者，奇分不尽故也。

黄帝曰：卫气之在于身也，上下往来不以期[②]，候气而刺之奈何？伯高曰：分有多少，日有长短，春秋冬夏，各有分理，然后常以平旦为纪，以夜尽为始。是故一日一夜，水下百刻，二十五刻者，半日之度也，常如是毋已，日入而止，随日之长短，各以为纪而刺之。谨候其时，病可与期，失时反候[③]，百病不治。故曰：刺实者，刺其来也；刺虚者，刺其去也。此言气存亡之时，以候虚实而刺之。是故谨候气之所在而刺之，是谓逢时。［病］在于三阳，必候其气［之加］在于阳［分］而刺之；病在于三阴，必候其气［之加］在［于］阴分而刺之。

水下一刻，人气在太阳；水下二刻，人气在少阳；水下三刻，人气在阳明；水下四刻，人气在阴分。水下五刻，人气在太阳；水下六刻，人气在少阳；水下七刻，人气在阳明；水下八刻，人气在阴分。

---

① 于身三周：原作“二周于身”，据《甲乙》卷一第九及《素问·八正神明论》王注引《灵枢》改。

② 不以期：《甲乙》卷一第九作“无已，其”，“其”字属下读。

③ 候：下原有“者”字，据《甲乙》卷一第九删。

水下九刻，人气在太阳；水下十刻，人气在少阳；水下十一刻，人气在阳明；水下十二刻，人气在阴分。水下十三刻，人气在太阳；水下十四刻，人气在少阳；水下十五刻，人气在阳明①；水下十六刻，人气在阴分。水下十七刻，人气在太阳；水下十八刻，人气在少阳；水下十九刻，人气在阳明；水下二十刻，人气在阴分。水下二十一刻，人气在太阳；水下二十二刻，人气在少阳；水下二十三刻，人气在阳明；水下二十四刻，人气在阴分。水下二十五刻，人气在太阳，此②半日③之度也。从房至毕一十四舍，水下五十刻，半日之度也④[，从昴至心，亦十四舍，水下五十刻，终日之度也]⑤。日（回）行一舍，水下三刻与七分刻之四。大要曰常以日之加于宿上也，人气在太阳。是故日行一舍，人气行三阳行与阴分，常如是无已，与天地⑥同纪，纷纷盼盼，终而复始，一日一夜水下百刻而尽矣。

---

① 阳明：原作“明阳”，据明赵府本乙正。

② 此：《甲乙》卷一第九其下有“少”字。

③ 日：元本、《太素》卷十二《卫五十周》、《甲乙》卷一第九并同。明赵府本作“月”。

④ 半日之度也：原作“日行半度”，据《甲乙》卷一第九改。

⑤ 从昴至心，亦十四舍，水下五十刻，终日之度也：此十八字原脱，据《甲乙》卷一第九补。以与《素问·八正神明论》王注合，并与篇首“房至毕为阳，昴至心为阴”相呼应。

⑥ 与天地：原作“天与地”，据《太素》卷十二《卫五十周》、《甲乙》卷一第九乙正。

九宫八风第七十七

合八风虚实邪正

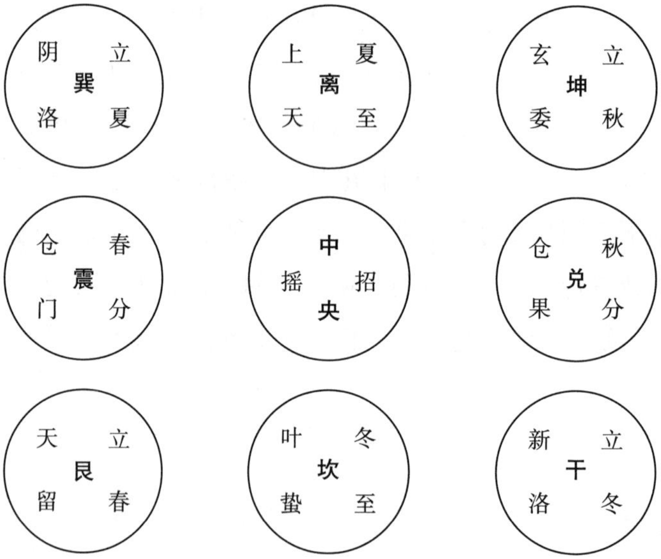

立夏　四	阴洛 东南方	夏至　九	上天 南方	立秋　二	玄委 西南方
春分　三	仓门 东方	招摇　五	中央	秋分　七	仓果 西方
立春　八	天留 东北方	冬至　一	叶蛰 北方	立冬　六	新洛 西北方

太一常以冬至之日，居叶蛰之宫四十六日，明日居天留四十六日，明日居仓门四十六日，明日居阴洛四十五日，明日居天宫[①]四十

① 天宫：《太素》卷二十八《九宫八风》作“上天”，与篇首图合，似是。

六日，明日居玄委四十六日，明日居仓果四十六日，明日居新洛四十五日，明日复居叶蛰之宫，曰冬至矣。

太一日游，以冬至之日，居叶蛰之宫，［从其宫］数所在，日从一处，至九日，复反于一，常如是无已，终而复始。

太一移日，天必应之以风雨，以其日风雨则吉，岁美民安少病矣。先之则多雨，后之则多旱（汗）。

太一在冬至之日有变，占在君；太一在春分之日有变，占在相；太一在中宫之日有变，占在吏；太一在秋分之日有变，占在将；太一在夏至之日有变，占在百姓。所谓有变者，太一居五宫之日，疾（病）风折树木，扬沙石。各以其所主①占贵贱，因视风所从来而占之。风从其所居之乡来为实风，主生长养万物；［风］从其冲后来为虚风，伤人者也，主杀主害者。谨候虚风而避之，故圣人日避虚②邪之道，如避矢石然，邪弗能害，此之谓也。

是故太一入徙，立于中宫，乃朝八风，以占吉凶也。风从南方来，名曰大弱风，其伤人也，内舍于心，外在于脉，［其］气主［为］热。风从西南方来，名曰谋风，其伤人也，内舍于脾，外在于肌［肉］，其气主为弱。风从西方来，名曰刚风，其伤人也，内舍于肺，外在于皮肤，其气主为燥。风从西北方来，名曰折风，其伤人也，内舍于小肠，外在于手太阳［之］脉，脉绝则溢③，脉闭则结不通，善暴死。风从北方来，名曰大刚风，其伤人也，内舍于肾，外在于骨与肩背之膂筋，其气主为寒④。风从东北方来，名曰凶风，其伤

---

① 主：《太素》卷二十八《九宫八风》作“生”。

② 虚：《太素》卷二十八《九宫八风》、《甲乙》卷六第一无。

③ 溢：《甲乙》卷六第一作“泄”。

④ 寒：下原有“也”字，据《太素》卷二十八《九宫八风》、《甲乙》卷六第一删。

人也，内舍于大肠，外在于两胁腋骨下及肢节。风从东方来，名曰婴儿风，其伤人也，内舍于肝，外在于筋纽，其气主为身湿。风从东南方来，名曰弱风，其伤人也，内舍于胃，外在［于］肌肉，其气主体重。

［凡］此八风皆从其虚之乡来，乃能病人，三虚相抟①，则为暴病卒死。两实一虚②，病则为淋露寒热。犯其雨湿之地，则为痿。故圣人避风，如避矢石焉。其有三虚而偏中于邪风，则为击仆偏枯矣。

---

① 抟：《太素》卷二十八《九宫八风》、《甲乙》卷六第一均作“薄”，似应据改为“搏”。

② 两实一虚：《甲乙》卷六第一作“两虚一实”。

新刊黄帝内经灵枢·卷第二十三

九针论第七十八

黄帝曰：余闻九针于夫子，众多博大矣！余犹不能寤。敢问九针焉生？何因而有名？岐伯曰：九针者，天地之大数也，始于一而终于九。故曰：一以法天，二以法地，三以法人，四以法时，五以法音，六以法律，七以法星，八以法风，九以法野。

黄帝曰：以针应九之数奈何？岐伯曰：夫圣人之起天地之数也，一而九之，故以立九野，九而九之，九九八十一，以起黄钟数焉，以针应数也。

一者天也，天者阳也，五藏之应天者肺［也］，肺者五脏六腑之盖也，皮者肺之合也，人之阳也。故为之治针，必以大其头而锐其末，令无得深入而阳气出。二者地也，［地者土也，］人之所以应土者肉也。故为之治针，必筒其身而员其末，令无得伤肉分，则邪气得竭①。三者人也，人之所以成生者血脉也。故为之治针，必大其身而员其末，令可以按脉勿陷，以致其气，令邪气独出。四者时也，时者四时八风之客于经络之中，为痼（瘤）病者也。故为之治针，必筒其

① 则邪气得竭：原作“伤则气得竭”，据《甲乙》卷五第二改。

身而锋其末，令可以泻热出血，而痼病竭①。五者音也，音者冬夏之分，分于子午，阴与阳别，寒与热争，两气相搏②，合为痈脓者也。故为之治针，必令其末如剑锋，可以取大脓③。六者律也，律者调阴阳四时而合十二经脉，虚邪客于经络而为暴痹者也。故为之治针，必令尖如牦，且员且锐，中身微大，以取暴气。七者星也，星者人之④七窍，邪之所客于经，而为痛痹，舍于经络⑤者也。故为之治针，令尖如蚊虻喙，静以徐往，微以久留，正气因之，真邪俱往，出针而养者也。八者风也，风者人之股肱八节也。八正之虚风，八风⑥伤人，内舍于骨解腰脊节腠理之间，为深痹也。故为之治针，必长⑦其身，锋其末，可以取深邪远痹。九者野也，野者人之骨（节）解［，虚风伤人，内舍于骨解］皮肤之间也。淫邪流溢于身，如风水之状，而溜不能过于机关大节者也。故⑧为之治针，令尖如挺⑨，其锋微员，以取⑩大气之不能过于关节者也。

黄帝曰：针之长短有数乎？岐伯曰：一曰镵针者，取法于巾针⑪，去末半寸（寸半），卒锐之，长一寸六分，主热在头身也。二曰

---

① 而痼病竭：《甲乙》卷五第二作“发泄痼病”，与《素问·针解》王注“发泄固病”合。

② 搏：元本同，明赵府本作“抟”。

③ 大脓：《甲乙》卷五第二下有“出血”二字，与《素问·针解》王注合。

④ 之：原作“也”，据明赵府本改。

⑤ 而为痛痹，舍于经络：《甲乙》卷五第二作“舍于络，而为痛痹”。义长。

⑥ 八风：《甲乙》卷五第二无。

⑦ 长：《甲乙》卷五第二作“薄”。

⑧ 故：原作“其”，据明赵府本改。

⑨ 挺：本书《九针十二原》作“梃”。

⑩ 取：《甲乙》卷五第二作“泻机关内外”五字。

⑪ 巾针：《甲乙》卷五第二作“布针”。史崧《音释》“一本作布针”。

员针，取法于絮针，筒其身而卵其锋，长一寸六分，主治分间气。三曰鍉针，取法于黍粟之锐，长三寸半，主按脉取气，令邪出。四曰锋针，取法于絮针，筒其身，锋其末，长一寸六分，主泻[①]（癃）热出血。五曰铍针，取法于剑锋，广二分半，长四寸，主大痈脓，两热争者也。六曰员利针，取法于氂，针微大其末，反小其身，令可深内也，长一寸六分，主取痈痹者也。七曰毫针，取法于毫毛，长一寸六分，主寒热痛痹在络者也。八曰长针，取法于綦针，长七寸，主取深邪远痹者也。九曰大针，取法于锋针，其锋微员，长四寸，主取大气不出关节者也。针形毕矣。此九针大小长短法也。

黄帝曰：愿闻身形应九野奈何？岐伯曰：请言身形之应九野也，左足应立春，其日戊寅己丑；左胁[②]应春分，其日乙卯；左手[③]应立夏，其日戊辰己巳；膺喉首头应夏至，其日丙午；右手应立秋，其日戊申己未；右胁应秋分，其日辛酉；右足应立冬，其日戊戌己亥；腰尻下窍应冬至，其日壬子。六府［及］膈下三藏应中州，其大禁，大禁太一所在之日，及诸戊己。凡此九者，善候八[④]正所在之处。所主左右上下身体有痈肿者，欲治之，无以其所直之日溃治之，是谓天忌日也。

形乐志苦，病生于脉，治之以灸刺。形苦志乐，病生于筋，治之以熨引。形乐志乐，病生于肉，治之以针石。形苦志苦，病生于咽

① 泻：原作“癃”，据《甲乙》卷五第二改，以与上文“令可以泻热出血”相合。

② 胁：《甲乙》卷五第二作“胸”。下同。

③ 手：原作“毛”，元本、明赵府本同。据文义径改。

④ 八：原作“人”，据明赵府本改。

喝[①]，治之以甘药。形数惊恐，筋脉[②]不通，病生于不仁，治之以按摩醪药，是谓［五］形［志也］。

五藏气：心主噫，肺主咳，肝主语，脾主吞，肾主欠[③]。六府气：胆为怒，胃为气逆［为］哕[④]，大肠小肠为泄，膀胱［不利为癃，］[⑤] 不约为遗溺，下焦溢为水。

五味[⑥]：酸入肝，辛入肺，苦入心，甘入脾，咸入肾，淡入胃[⑦]，是谓五味[⑧]。

五并：精气并肝则忧，并心则喜，并肺则悲，并肾则恐，并脾则畏，是谓五精之气并于藏也。

五恶：肝恶风，心恶热，肺恶寒，肾恶燥，脾恶湿，此五藏气所恶也。

五液：心主汗，肝主泣[⑨]，肺主涕，肾主唾，脾主涎，此五液所出也。

五劳：久视伤血，久卧伤气，久坐伤肉，久立伤骨，久行伤筋，此五久劳所病也。

五走：酸走筋，辛走气，苦走血，咸走骨[⑩]，甘走肉，是谓五

---

① 咽喝：《素问·血气形志》作“咽嗌”。《甲乙》卷六第二作“困竭”。

② 筋脉：《素问·血气形志》、《甲乙》卷六第二作“经络”。

③ 欠：《素问·宣明五气》其下有“为嚏”二字。

④ 哕：《素问·宣明五气》其下有“为恐”二字。

⑤ 不利为癃：据《素问·宣明五气》补。

⑥ 五味：《素问·宣明五气》、《太素》卷二《调食》其下并有“所入”二字。

⑦ 淡入胃：《素问·宣明五气》无。

⑧ 五味：《素问·宣明五气》作“五入”。

⑨ 泣：《素问·宣明五气》、《太素》卷六《藏府气液》并作“泪”。

⑩ 苦走血，咸走骨：《太素》卷二《调食》杨注“苦走骨，咸走血”，与本书《五味论》及《素问·宣明五气》均合。

走也。

五裁：病在筋，无食酸；病在气，无食辛；病在骨，无食咸；病在血，无食苦；病在肉，无食甘。口嗜而欲食之，不可多也，必自裁也，命曰五裁。

五发：阴病发于骨，阳病发于血，以味发于气①，阳病发于冬，阴病发于夏。

五邪［入］②：邪入于阳，则为狂；邪入于阴，则为血痹；邪入于阳，转③则为癫疾；邪入于阴，转则为喑；阳入之于阴，病静；阴出之于阳，病喜④怒。

五藏：心藏神，肺藏魄，肝藏魂，脾藏意，肾藏精志也。

五主：心主脉，肺主皮，肝主筋，脾主肌⑤，肾主骨。

阳明多血多气，太阳多血少气，少阳多气少血，太阴多血少气，厥阴多血少气，少阴多气少血。故曰：刺阳明出血气，刺太阳出血恶气，刺少阳出气恶血，刺太阴出血恶气，刺厥阴出血恶气，刺少阴出气恶血也。

足阳明太阴为表里，少阳厥阴为表里，太阳少阴为表里，是谓足之阴阳也；手阳明太阴为表里，少阳心主为表里，太阳少阴为表里，是谓手之阴阳也。

---

① 以味发于气：《太素》卷二十七《邪传》“味”下有“病”字。《素问·宣明五气》作“阴病发于肉”。

② 入：据《太素》卷二十七《邪传》补，《素问·宣明五气》作“所乱”二字。

③ 转：《素问·宣明五气》、《太素》卷二十七《邪传》并作“抟”。下同。

④ 喜：《太素》卷二十七《邪传》作“善”。

⑤ 肌：《素问·宣明五气》作“肉”。

岁露论第七十九

黄帝问于岐伯曰：经言夏日伤暑，秋病疟，疟之发以时，其故何也？岐伯对曰：邪客于风府，病循膂而下，卫气一日一夜，常大会于风府，其明日，日下一节，故其日作晏。此其先客于脊背也。故每至于风府则腠理开，腠理开则邪气入，邪气入则病作，此所以日作尚晏也。卫气之行风府①，日下一节，二十一日，下至尾底②，二十二日，入脊内，注入伏冲③之脉，其行九日，出于缺盆之中，其气上行，故其病稍益早（至）。其内搏④于五藏，横连募⑤原，其道远，其气深，其行迟，不能日作，故间（次）日乃稸积而作焉。

黄帝曰：卫气每至于风府，腠理乃发，发则邪入焉。其卫气日下一节，[其气之发也]则不当风府，奈何？岐伯曰：风府无常⑥，卫

---

① 卫气之行风府：《素问·疟论》、《太素》卷二十五《疟解》、《甲乙》卷七第五并作“其出于风府”。

② 尾底：《素问·疟论》、《太素》卷二十五《疟解》、《甲乙》卷七第五并作“骶骨”，义同。

③ 伏冲：《素问·疟论》作“伏膂”。《太素》卷二十五《疟解》作“胉”。《甲乙》卷七第五作“太冲”。

④ 搏：明赵府本作“抟”，《太素》卷二十五《疟解》、《甲乙》卷七第五并作“薄”。

⑤ 募：《太素》卷二十五《疟解》、作“膜”。

⑥ 风府无常：《素问·疟论》、《太素》卷二十五《疟解》、《甲乙》卷七第五并作“风无常府”。

气之所应，必开其腠理，气之所舍节[①]，则其府[②]也。

黄帝曰：善。夫风之与疟也，相与同类，而风常在，而疟特以时休[③]，何也？岐伯曰：风气留其处，疟气随经络沉以内搏[④]，故卫气应乃作也。帝曰：善。

黄帝问于少师曰：余闻四时八风之中人也，故有寒暑，寒则皮肤急而腠理闭，暑则皮肤缓而腠理开，贼风邪气因得以入乎？将必须八正虚邪，乃能伤人乎？少师答曰：不然。贼风邪气之中人也，不得以时。然必因其开也，其入深，其内极也疾（病），其病［人］也卒暴；因其闭也，其入浅以留，其病人也徐以迟[⑤]。

黄帝曰：有寒温和适，腠理不开，然有卒病者，其故何也？少师答曰：帝弗知邪入乎？虽平居，其腠理开闭缓急，固（其故）常有时也。黄帝曰：可得闻乎？少师曰：人与天地相参也，与日月相应也。故月满则海水西盛，人血气[⑥]积[⑦]，肌肉充，皮肤致，毛发坚，腠理郄，烟垢著。当是之时，虽遇贼风，其入浅不深。至其月郭空，则海水东盛，人气血虚，其卫气去，形独居，肌肉减，皮肤纵[⑧]，腠理开，毛发残，膲理薄，烟垢落，当是之时，遇贼风则其入深，其病人也卒暴。

---

① 舍节：《素问·疟论》、《甲乙》卷七第五作“合”。《太素》卷二十五《疟解》无“节”字。

② 府：《甲乙》卷七第五作“病作”。

③ 休：原作“依”，据明赵府本改。

④ 沉以内搏：《甲乙》卷七第五作“次以内传”。《太素》卷二十五《疟解》作“沉以内薄”。

⑤ 迟：《太素》卷二十八《三虚三实》作“持”。

⑥ 气：原作“既”，据明赵府本改。

⑦ 积：《太素》卷二十八《三虚三实》作“精”。

⑧ 纵：《太素》卷二十八《三虚三实》、《甲乙》卷六第一并作“缓”。

黄帝曰：其有卒然暴死暴病者，何也？少师答曰：［得］三虚者，其死暴疾也；得三实者，邪不能伤人也。黄帝曰：愿闻三虚。少师曰：乘年之衰，逢月之空，失时之和，因为贼风所伤，是谓三虚。故论不知三虚，工反为粗。帝曰：愿闻三实。少师曰：逢年之盛，遇月之满，得时之和，虽有贼风邪气，不能危之也，命曰三实①。黄帝曰：善乎哉论！明乎哉道！请藏之金匮。然此一夫之论也。

黄帝曰：愿闻岁之所以皆同病者，何因而然？少师曰：此八正之候也。黄帝曰：候之奈何？少师曰：候此者，常以冬至之日，太一立于叶蛰之宫，其至也，天必应之以风雨者矣。风雨从南方来者，为虚风，贼伤人者也。其以夜半至者（也），万民皆卧而弗犯也，故其岁民少（小）病。其以昼至者，万民懈惰而皆中于虚风，故万民多病。虚邪入客于骨而不发于外，至其立春，阳气大发，腠理开，因立春之日，风从西方来，万民又皆中于虚风，此两邪相搏②，经气结③代者矣。故诸逢其风而遇其雨者，命曰遇岁露焉。因岁之和，而少贼风者，民少病而少死；岁多贼风邪气，寒温不和，则民多病而［多］死矣。

黄帝曰：虚邪之风，其所伤贵贱何如？候之奈何？少师答曰：正月朔日，太一居天留之宫，其日西北风，不雨，人多死矣。正月朔日，平旦北风，春，民多死。正月朔日，平旦北风行，民病多者，十有三也。正月朔日，日中北风，夏，民多死。正月朔日，夕时北风，秋，民多死。终日北风，大病死者十有六。正月朔日，风从南方来，命曰旱乡；从西方来，命曰白骨，将国有殃，人多死亡。正月朔日，

---

① 命曰三实：此四字原在下文“藏之金匮”下，据文义及注本前移至此，以与上文相对。

② 搏：《甲乙》卷六第一同，明赵府本作“抟”。

③ 结：《太素》卷二十八《八正风候》作“绝”。

风从东方来，发屋，扬沙石，国有大灾也。正月朔日，风从东南方行，春有死亡。正月朔［日］，天和（利）温不风，籴贱，民不病；天寒而风，籴贵，民多病。此所谓[1]候岁之风，䘿[2]伤人者也。二月丑不风，民多心腹病；三月戌不温，民多寒热；四月巳不暑，民多瘅病；十月申不寒，民多暴死。诸所谓风者，皆发屋，折树木，扬沙石，起毫毛，发腠理者也。

① 所谓：《太素》卷二十八《八正风候》作“所以”。

② 䘿：《太素》卷二十八《八正风候》作“贼”。

新刊黄帝内经灵枢·卷第二十四

大惑论第八十

黄帝问于岐伯曰：余尝上于清泠之台，中阶而顾，匍匐而前则惑。余私异之，窃内怪之，独瞑独视，安心定气，久而不解。独转①独眩，披发长跪，俯而视之，后久之不已也。卒然自止（上），何气使然？

岐伯对曰：五脏六腑之精气，皆上注于目而为之精。精之窠②为眼，骨之精为瞳子，筋之精为黑眼，血之精为络，其窠气之精为白眼，肌肉之精为约束，裹③撷筋骨血气之精而与脉并为系，上属□脑，后出于项中。故邪中于项，因逢其身之虚，其入深，则随眼系以入于脑，入于脑则脑转，脑转则引目系急，目系急则目眩以转矣。邪[中]其精，其精所中不相比也，则精散，精散则视歧，视歧见两物。目者，五脏六腑之精也，营卫魂魄之所常营也，神气之所生也。故神劳则魂魄散，志意乱，是故瞳子黑眼法于阴，白眼赤脉法于阳

---

① 转：原作"博"，元本、明赵府本同，据《太素》卷二十七《七邪》改。

② 窠：《太素》卷二十七《七邪》作"果"。《甲乙》卷十二第四作"裹"。下同。

③ 裹：原作"里"，据明赵府本改。

也。故阴阳合传[①]而精明也。目者，［心］之使也，心者，神之舍也，故神［分］[②] 精乱而不转[③]，卒然见非常［之］处，精神魂魄，散不相得，故曰惑也。

黄帝曰：余疑其然。余每之东苑，未曾[④]不惑，去之则复，余唯独为东苑劳神乎？何其异也？岐伯曰：不然也。心有所喜，神有所恶，卒然相感[⑤]，则精气乱，视误，故惑，神移乃复。是故间[⑥]者为迷，甚者为惑。

黄帝曰：人之善忘者，何气使然？岐伯曰：上气不足，下气有余，肠胃实而心肺虚。虚则营卫留于下，久之不以时上，故善忘也。

黄帝曰：人之善饥而不嗜食者，何气使然？岐伯曰：精气并于脾，热气留于胃，胃热则消谷，谷消故善饥。胃气逆上，则胃脘塞(寒)，故不嗜食也。

黄帝曰：病而不得卧者，何气使然？岐伯曰：卫气不得入于阴，常留于阳，留于阳则阳气满，阳气满则阳蹻盛，不得入于阴则阴气虚，故目不［得］瞑矣。

黄帝曰：病而目(目而)不得视者，何气使然？岐伯曰：卫气留于阴，不得行于阳。留于阴则阴气盛，阴气盛则阴蹻满，不得入于阳

---

① 传：《甲乙》卷十二第一作“揣”，通“抟”。

② 神分：原作“神”，明赵府本同。《太素》卷二十七《七邪》作“神分”，且本篇后史崧《音释》有“神分”二字，故据补。

③ 转：《甲乙》卷十二第一作“揣一作转”。《太素》卷二十七《七邪》作“传”。

④ 未曾：《甲乙》卷十二第四、《太素》卷二十七《七邪》并作“未尝”，义同。

⑤ 感：《太素》卷二十七《七邪》同。明赵府本作“惑”。

⑥ 间：原作“闻”，据明赵府本改。

则阳气虚，故目闭也。

黄帝曰：人之多卧者，何气使然？岐伯曰：此人肠胃大而皮肤湿[①]，而分肉不解焉。肠胃大则卫气留久，皮肤湿则分肉不解，其行迟。夫卫气者，昼日常行于阳，夜行于阴，故阳气尽则卧，阴气尽则寤。故肠胃大，则卫气行留久；皮肤湿，分肉不解，则行迟。留于阴也久，其气不精[②]，则欲瞑，故多卧矣。其肠胃小，皮肤滑以缓，分肉解利，卫气之留于阳也久，故少卧（瞑）焉。

黄帝曰：其非常经也，卒然多卧者，何气使然？岐伯曰：邪气留于上焦，上焦闭而不通，已食若饮汤，卫气久留（留久）于阴而不行，故卒然多卧焉。

黄帝曰：善。治此诸邪奈何？岐伯曰：先［视］其藏府，诛其小过，后调其气，盛者泻之，虚者补之，必先明知其形志之苦乐，定乃取之。

痈疽第八十一

黄帝曰：余闻肠胃受谷，上焦出气，以温分肉，而养骨节，通腠理。中焦出气如露，上注溪谷，而渗孙脉，津液和调，变化而赤为血，血和则孙脉先满溢，乃注于络脉，［络脉］皆盈，乃注于经脉。阴阳已张，因息乃行，行有经纪，周有道理，与天合同，不得休止。

---

① 湿：《太素》卷二十七《七邪》、《甲乙》卷十二第三并作“涩”。应据改，与下文“皮肤滑”相对。下同。

② 精：元本、《太素》卷二十七《七邪》、《甲乙》卷十二第三并同，明赵府本作“清”。

切而调之，从虚去实，泻则不足，疾则气减，留则先后。从实①去虚，补则有余。血气已调，形神（气）乃持。余已知血气之平与不平，未知痈疽之所从生，成败之时，死生之期有远近，何以度之，可得闻乎？

岐伯曰：经脉流（留）行不止，与天同度，与地合纪。故天宿失度，日月薄蚀；地经失纪，水道流溢，草蓂（萱）不成，五谷不殖；径路不通，民不往来，巷聚邑居，别②离异处。血气犹然，请言其故。夫血脉营卫，周流不休，上应星宿，下应经数。寒邪客于经络之中，则血泣，血泣则不通，不通则卫气归之，不得复反，故痈肿。寒气化为热，热胜则腐肉，肉腐则为脓，脓不泻则烂筋，筋烂则伤骨，骨伤则髓消，不当骨空，不得泄泻，血③枯空虚，则筋骨肌肉不相荣，经脉败漏，熏于五藏，藏伤故死矣。

黄帝曰：愿尽闻痈疽之形，与忌日（曰）名。岐伯曰：痈发于嗌中，名曰猛疽。猛疽不治，化为脓，脓不泻，塞咽，半日死；其化为脓者，泻［已］则含（合）豖膏，［勿］冷④食，三日而已。

发于颈，名曰夭⑤疽。其痈大以赤黑，不急治，则热气下入渊腋，前伤任脉，内熏肝肺，熏肝肺十余日而死矣。

阳气（留）大发，消脑留项，名曰脑烁。其色不乐，项痛而如刺以针，烦心者死不可治。

---

① 从实：原作“后虚”，元本、明赵府本同。《太素》卷二十六《痈疽》、《甲乙》卷十一第九上改。

② 别：上原有“则”字，据《太素》卷二十六《痈疽》、《甲乙》卷十一第九上删。

③ 血：《太素》卷二十六《痈疽》作“煎”。

④ 冷：刘衡如认为系“令”字之误。

⑤ 夭：元本同，明赵府本作“天”。《太素》卷二十六《痈疽》、《甲乙》卷十一第九下亦并作“天”。

发于肩及臑，名曰疵痈。其状赤黑，急治之，此令人汗出至足，不害五藏。痈发四五日，逞焫之。

发于腋下赤坚者，名曰米疽。治之以砭石，欲细而长，疏砭之，涂以豕膏，六日已，勿裹之。其痈坚而不溃者，为马刀挟瘿，急治之。

发于胸，名曰井疽。其状如大豆，三四日起，不早治，下入腹，不治，七日死矣。

发于膺，名曰甘疽。色青，其状如穀①实菰𧃍，常苦寒热，急治之，去其寒热，[不急治，] 十岁死，死后出脓。

发于胁，名曰败疵。败疵者，女子之病也，灸②之，其病大痈脓，其中乃有生肉，大如赤小豆。治之③剉陵翘草根及［赤松子根］④ 各一升，以水一斗六升煮之，竭为取三升，即（则）强饮，厚衣坐于釜上，令汗出至足已。

发于股胫，名曰股胫⑤疽。其状不甚变，而痈脓搏骨，不急治，三十日死矣。

发于尻，名曰锐疽。其状赤坚大，急治之。不治，三十日死矣。

发于股阴，名曰赤施⑥。不急治，六十日死。在两股之内，不治，十日而当死。

---

① 穀：元本、明赵府本并作“谷”。

② 灸：《千金翼》卷二十三第二、《外台》卷二十四《痈疽方》作“久”。

③ 治之：此二字原在上文“其病大痈脓”之后，据《甲乙》卷十一第九下移至此。

④ 及赤松子根：据《甲乙》卷十一第九下补，与《太素》卷二十六《痈疽》杨注“有本翘、松各一升”合。

⑤ 胫：《太素》卷二十六《痈疽》作“脱”。

⑥ 施：《甲乙》卷十一第九下作“弛”。

发于膝，名曰疵疽[①]。其状大痈，色不变，寒热，如坚石，勿石，石之者死。须其柔，乃石之者生。

诸痈疽之发于节而相应者，不可治也。发于阳者，百日死；发于阴者，三十日死。

发于胫，名曰兔啮。其状赤至骨，急治之，不治害人也。

发于内踝，名曰走缓。其状痈也，色不变，数石其输，而止其寒热，不死。

发于足上下，名曰四淫。其状大痈，[不色变，不]急治之，百日死。

发于足傍，名曰厉痈[②]。其状不大，初如[③]小指发，急治之，去其黑者；不消辄益，不治，百日死。

发于足指，名脱痈[④]。其状赤黑，死不治；不赤黑，不死。[治之]不衰，急斩[去]之，不则死矣。

黄帝曰：夫子言痈疽，何以别之？岐伯曰：营卫[⑤]稽留于经脉之中，则血泣而不行，不行则卫气从[⑥]之而不通，壅遏而不得行，故热。大热不止，热胜则肉腐，肉腐则为脓，然不能陷[于骨髓]，骨髓不为燋枯，五藏不为伤，故命曰痈。

---

① 疵疽：原作“疵痈”，疑涉下文“其状大痈”而误改，据《太素》卷二十六《痈疽》、《甲乙》卷十一第九下改。

② 厉痈：《太素》卷二十六《痈疽》作“厉疽”。

③ 如：《甲乙》卷十一第九下作“从”。

④ 名脱痈：《太素》卷二十六《痈疽》、《甲乙》卷十一第九下并作“名曰脱疽”。

⑤ 营卫：《甲乙》卷十一第九下作“营气”。义长。

⑥ 从：《甲乙》卷十一第九下作“归”。与上文“不通则卫气归之”呼应，义长。

黄帝曰：何谓疽？岐伯曰：热气淳盛，下陷肌肤、筋髓、骨肉①，内连五藏，血气竭［绝］，当其痈下，筋骨良肉皆无余，故命曰疽。疽者，上之皮夭以坚，状（上）如牛领之皮。痈者，其皮上薄以泽。此其候也。

① 骨肉：原作一“枯”字，据《甲乙》卷十一第九下、《太素》卷二十六《痈疽》杨注改。

附录　靈樞經音釋

卷第一

九針十二原第一

宛陳　上音鬱，又背蘊，又於阮切

氂　莫高切，又音毫

在腧　春遇切

鑱　鉏銜切

鍉　音低

鈹　音皮

虻喙　下謝穢切

取三脉者恇　曲王切。謹按：謂不足也

脖胦　上蒲没切，下烏朗切，又於桑切

溜　謹按:《難經》當作流

滎　音營，絕小水也

本輸第二

闊數　下色角切

足跗　下音夫

呿　祛遮切

腨　時兖切

卷第二

小針解第三

佖然　上皮筆切，又音必，滿貌

怳然　上吁往切，狂貌

深內　下音納

邪氣臟腑病形第四

中于膺背　一作肩背

亦中其經　一本作下其經

胻　戶當切

淖澤　上奴教切，下皆同。《甲乙經》：上音濁，下音夜。謹詳：淖，濁也；澤，夜也

入而不客　一本作容

瘛瘲　上洽下縱

吤　音戒

噦　乙劣切

息賁　下音奔

痠　音酸

瘖　徒回切

仆　音付

蛕蝎　上胡恢切，腹中長虫。下胡葛切，蠹虫也

腄　竹垂切

痏　榮美

揄　舂朱切

睾　音高，陰丸也

維厥　詳此經絡有陽維、陰維，故有維厥

卷第三

根結第五

骨繇　音搖

慓悍　上比昭切，下侯岸切，勇徒貌也

陽道奇　音箕

壽殀剛柔第六

顴　音權

䐃堅　上渠永切，腹中䐃脂

怫愾　上扶勿切，鬱也，爲意舒；下許氣切

㕮咀　上音甫，下才與切

熅　於文切，□熅氣也

晬其日　上音醉，同也

官針第七

燔針　上音煩

恢刺　上苦回切，大也，一本作怪字

卷第四

本神第八

悗亂　上音悶

怵惕　上恥律切，下他的切，悚懼也

終始第九

繆刺　上眉救切

男內女外　《難經》作男外女內

淫濼　下述各切

齒長　平聲

卷第五

經脉第十

瞀　音務

骭　音旱

蹞　之劣切

髀　音箄

邪　與斜同

憺憺　音淡

焞焞　土渾切

肬　音由

卷第六

經别第十一

尻　枯毛切

肛　胡公切

頤頷　上以之切，下戶感切

經水第十二

澠　彌善切

漯　通合切

以心撩之　一本作以意料之

卷第七

經筋第十三

頄　音求

骨度第十四

䯛骬　上許竭切，又許伐切。下云居切

髀　步米切，股也

卷第八

營氣第十六

入骶　音氏

脉度第十七

蹺脉　渠略切，又音喬

經隧　音遂

四時氣第十九

風疢　屍類切

筩　音同

著痹　上直略切，下音閉

鋭針　上余惠切，芒也

卷第九

五邪第二十

顀　音椎

寒熱病第二十一

槁腊　下思亦切

齲　丘禹切，齒蠹也

頄　逵、仇二音，面頬也

腓　音肥

癲狂第二十二

顑　口感切，面黄起行

倦攣　上音權

唏　許幾切，笑也

熱病第二十三

痱　音肥

痉　巨井切

噤　巨禁切

齘　音介

卷第十

厥病第二十四

貞貞　都耕切

憹　乃老切

㤼　音烹

耵聹　上都領切，下乃頂切，耳中垢也

雜病第二十六

嚮　音響

穀　音斛

周痹第二十七

慉　許六切

卷第十一

師傳第二十九

便　平聲

决氣第三十

溱　音臻

卷第十二

五閱五使第三十七

緻　池利切，密也

逆順肥瘦第三十八

悗　音悶

陰陽清濁第四十

空　音孔

卷第十三

病傳第四十二

眣　徒結切

淫邪發夢第四十三

窌　力交切

卷第十四

五變第四十六

杌　音兀

漉　音鹿

髖　音寬

懦　音儒

本脏第四十七

尻　枯高切

髃　音結

骬　音于

骹　音敲

卷第十五

禁服第四十八

歃　楚洽切

論勇第五十

胃挺　下古梗切

卷第十六

衛氣第五十二

鉗　音鈐

逆順第五十五

逢　蒲蒙切

熇　呼木切

卷第十七

水脹第五十七

鼟　枯公切

窅　杳

衛氣失常第五十九

腴　容朱切

玉版第六十

嘶　西

五禁第六十一

衃　普回切

卷第十八

陰陽二十五人第六十四

鈇　音犬

慆　他刀切

鮫　音交

瘃　只玉切

胻　音杭

卷第十九

百病始生第六十六

泆　音亦

上膈第六十八

潰　音會

卷第二十

寒熱第七十一

泌　兵媚切

捍　苦旱切

痀　音拘

通天第七十二

諟　上紙切

黮　直稔切

睻　辭緣切

卷第二十一

官能第七十三

出入之合　一本作會

把而行之　一本作犯而行之

窈冥　一本作冥冥

論疾診尺第七十四

目窠　音科

窅　音杳

炬然　及許切，亦作烜然

齲　丘禹切，齒蠹也

掣　尺列切

痎瘧　上音皆，瘦瘧也

刺節真邪第七十五

餶　音噎

窮詘　屈

腊　思亦切

剽其　匹妙切

漸洳　上音潛，下音如，草根相牽引貌

卷第二十二

衛氣行第七十六

昐昐《太素》音義云：普巴切

卷第二十三

九針論第七十八

箭　音同

鍉針　音低

巾針　一本作布針

五走　五湊

五裁　《素問》作五禁

歳露論第七十九

理郄　乞逆切

卷第二十四

大惑論第八十

裹擷　奚結切

神分　方交切

癰疽第八十一

草萓　魚飢切

血泣　音澀

臑　奴到切，又音懦

菰薽　古栝樓字

蔆翹　上立升切

不則　上府九切

夭　音么，色不明也